肺结节

主编 齐 宇

郑州大学出版社

图书在版编目(CIP)数据

肺结节/齐宇主编. — 郑州：郑州大学出版社，2021. 11
ISBN 978-7-5645-8295-1

Ⅰ. ①肺… Ⅱ. ①齐… Ⅲ. ①肺疾病 – 诊疗 Ⅳ. ①R563

中国版本图书馆 CIP 数据核字(2021)第 218690 号

肺结节

FEI JIE JIE

策划编辑	张　霞		封面设计	胡晓晨
责任编辑	张　霞　张馨文		版式设计	胡晓晨
责任校对	吕笑娟		责任监制	凌　青　李瑞卿

出版发行	郑州大学出版社有限公司	地　　址	郑州市大学路40号(450052)
出 版 人	孙保营	网　　址	http://www.zzup.cn
经　　销	全国新华书店	发行电话	0371-66966070
印　　刷	河南文华印务有限公司		
开　　本	710 mm×1 010 mm　1 / 16		
印　　张	8.5	字　　数	138 千字
版　　次	2021 年 11 月第 1 版	印　　次	2021 年 11 月第 1 次印刷

书　　号	ISBN 978-7-5645-8295-1	定　　价	48.00 元

本书如有印装质量问题,请与本社联系调换。

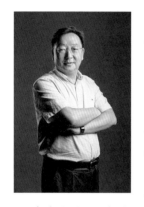

　　赵松,中共党员,教授、主任医师,博士研究生导师,国务院特殊津贴专家,河南省优秀专家、河南省教育厅学术技术带头人。现任郑州大学第一附属医院副院长,河南省胸部肿瘤医学重点实验室主任、河南省医学重点学科(胸外科学)负责人、郑州大学肺癌诊疗研究中心主任、郑州市胸部肿瘤重点实验室主任。兼任河南省医学会胸外科学分会主任委员、中华医学会胸心血管外科分会委员、中国医师协会胸外科医师分会常委、吴阶平医学基金会胸外科专业委员会副主任委员、中国医药教育协会胸外科专业委员会副主任委员、中国医师协会毕业后医学模拟教育专家委员会副主任委员、中国医师协会毕教委执委会信息化工作委员会副主任委员、海峡两岸医药卫生交流协会胸外科专业委员会常务委员、中国医疗器械行业协会模拟医学教育分会副理事长。近五年来发表论文100余篇,其中被 SCI 收录的论文30余篇。出版学术专著4部。主持国家自然科学基金1项目、省级课题5项目。获得科研成果5项,其中省部级2项,市厅级3项,国家实用新型专利2项。

齐宇,博士、主任医师、教授,硕士研究生导师,美国安德森肿瘤中心高级访问学者、美国宾夕法尼亚大学高级访问学者,郑州大学第一附属医院胸外一科副主任。河南省医学会胸外科分会常委及基层学组组长、河南省医师协会胸外科医师分会副会长、河南省抗癌协会肺癌专业委员会副主任委员、河南省抗癌协会食管癌专业委员会常委、河南省抗癌协会青年常务理事、中国医师协会机器人专业委员会委员、中华医学会胸心血管外

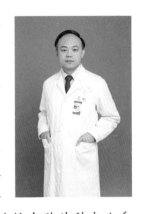

科学专业委员会青年委员、海峡两岸医药卫生交流协会胸外科专业委员会常委、中国医药教育协会胸外科专业委员会常委、中国医药教育协会消化道疾病专业委员会委员、中国医药教育协会疑难肿瘤专业委员会委员、中国研究型医院学会胸外科委员会委员、中国医师协会胸外科医师分会青年委员。作者长期活跃在临床一线,擅长肺结节分析,基于三维重建精准肺部病灶切除术,肺癌和食管癌纵隔肿瘤等胸外科常见病、多发病的诊治以及巨大纵隔肿瘤、气管肿瘤、复杂袖式肺叶切除等疑难病症的诊断治疗。尤其在微创胸腔镜领域进行了大量卓有成效的工作,技术水准居于国内先进水平。开展胸腔镜下肺段切除术、肺癌根治术、食管癌根治术、重症肌无力行胸腺和纵隔脂肪组织清扫术、乳糜胸的胸导管结扎术、手汗症交感神经链切断术、胸腔热灌注治疗术、局麻胸腔镜手术、达芬奇机器人手术、3D 打印胸肋关节置换术等术式。手术效果好,并发症少。

前　言

　　随着大家对健康体检认识的逐渐提高,胸部 CT 在体检筛查的广泛应用,越来越多的肺结节被发现。作为胸外科医生,我们在临床工作中经常会遇到很多患者拿着胸部 CT 报告单来咨询"肺结节"的相关问题,有些患者朋友非常焦虑,给自己戴上了"肺癌"的帽子,整日忧心忡忡,严重影响身心健康;有些患者朋友则不以为然,认为自己毫无症状,无需定期复查,使"小结节"发展成"大肿块";有些患者朋友偏听偏信,对伪科学和没有科学依据的诊疗缺乏辨别力,导致投入了大量的时间和金钱而预后不佳。我们业内同仁对"肺结节"的认识也有一个由浅入深的过程,一些同仁在"肺结节"的诊治中至今仍然存在困惑和争议,这些问题促使我们开展了这项工作。

　　郑州大学第一附属医院胸外科的部分专家历时数月,查阅大量文献,结合临床实践,几经易稿、修订,最终精选 50 个问题,力求以通俗易懂的语言讲述科学问题,让大家正确认识"肺结节",科学应对,避免过度治疗或延误治疗,更好地服务百姓朋友;文中又添加了部分医师感兴趣和实用的问题,期望能够成为医师手边的工具书,为他们答疑解惑。

　　最后,我们真诚祈愿本书能够给需要者提供帮助借鉴,也真诚期待同行不吝赐教。

齐宇

2021 年秋

目　录

1　肺的解剖形态和功能是怎样的？ ······· 001

2　什么是肺结节？ ······· 005

3　肺结节流行病学的特点是什么？ ······· 009

4　什么人容易得肺结节？ ······· 011

5　肺结节就是肺癌吗？ ······· 013

6　肺结节会传染吗？ ······· 015

7　肺磨玻璃结节是肺癌吗？ ······· 017

8　肺结节的致病因素有哪些？ ······· 020

9　怎样早期发现肺结节？ ······· 022

10　如何解读胸部 CT 检查报告单？ ······· 024

11　什么样的肺结节需要手术治疗？ ······· 026

12　肺结节如何观察随访？ ······· 028

13　有的肺结节为什么没有症状？ ······· 037

14　肺结节会不会突然增大和转移？ ······· 039

15　肺结节检出后焦虑不安怎么办？ ······· 041

16　肺结节是否都要抗炎治疗后复查？ ······· 043

17　肺部多发结节如何处理？ ······· 045

18　肺结节需要做穿刺吗？ ······· 049

19　穿刺会引起肿瘤转移吗？ ······· 051

20　肺结节是否都需要做 PET/CT？ ······· 053

21　肺结节术前检查有哪些？意义是什么？ ······· 055

22　异地做的检查结果可以用吗？ ······· 058

23　肺结节手术的麻醉方式有哪些？ ······· 060

24　得了肺结节，为什么肿瘤标志物却是正常的？ ······· 062

25 肺结节的手术方式有哪些? ……………………………………… 063

26 什么是术中快速冰冻病理? ……………………………………… 068

27 机器人能做肺结节手术吗? ……………………………………… 069

28 肺结节术后住院期间有哪些注意事项? ………………………… 071

29 患有糖尿病,住院期间该注意什么? …………………………… 073

30 患有高血压,术前、术后该注意什么? ………………………… 075

31 患有冠心病,能做肺结节手术吗? ……………………………… 077

32 肺结节术后确诊是肺癌,该告诉患者实情吗? ………………… 079

33 胸腔引流管一直有液体排出,是感染了吗? …………………… 081

34 肺结节术后需要化疗吗? ………………………………………… 083

35 化疗出现副作用的对症治疗方法有哪些? ……………………… 085

36 如何解读术后组织病理报告? …………………………………… 088

37 肺结节术后如何复查? …………………………………………… 090

38 肺结节出院后手术切口多久能长好和拆线? …………………… 091

39 肺结节术后较长时间咳嗽是肿瘤复发了吗? …………………… 092

40 肺结节术后如何功能锻炼? ……………………………………… 093

41 肺结节术后饮食注意事项有哪些? ……………………………… 094

42 肺结节术后又出现结节怎么办? ………………………………… 096

43 肺结节不能手术还有哪些治疗手段? …………………………… 098

44 什么是放疗? ……………………………………………………… 101

45 哪些患者术后需要放疗,放疗的常见副作用? ………………… 103

46 立体定向放疗在肺结节治疗中的应用 …………………………… 105

47 什么是基因检测? ………………………………………………… 106

48 肺结节术后需要服用靶向药物治疗吗? ………………………… 108

49 服用靶向药物期间出现副作用怎么办? ………………………… 110

50 肺结节术后需要进行免疫治疗吗? ……………………………… 117

参考文献 …………………………………………………………… 119

1 肺的解剖形态和功能是怎样的?

一、肺的解剖形态

肺是人体唯一用于气体交换的器官,分为左肺和右肺,位于胸腔内,纵隔的两侧,两肺外形不同,右肺宽而短,左肺狭而长。肺借叶间裂分叶,左肺的叶间裂称斜裂,由后上斜向前下,将左肺分为上叶和下叶。右肺的叶间裂除了斜裂还有水平裂,将右肺分为上叶、中叶和下叶。正常肺呈现为浅红色,质地柔软呈海绵状,富有弹性,在吸气时膨胀,呼气时缩小。一般成人肺的重量约等于本人体重的 1/50,男性平均为 1000～1300 g,女性平均为 800～1000 g。健康成年男性两肺的空气容量为 5000～6500 mL,女性则小于男性。

为了实现气体交换功能,呼吸系统就要具备数个要素,第一就是气体进出的通道:气管。气管向上与喉相连,就是大众所说的"喉结"下方,向下进入胸廓内,在约平第 4 胸椎体下缘分叉形成左、右主支气管,分叉处称气管杈。而支气管是气管杈开始分出的各级分支,其中 1 级分支是左、右主支气管。在肺门处,左、右主支气管分出 2 级支气管进入肺叶,称为肺叶支气管,肺叶切除术时切断的就是这个位置。左肺有上、下叶支气管,右肺有上、中、下叶支气管。肺叶支气管进入肺叶后,继续再分出 3 级支气管,称为肺段支气管,肺段切除术时切断的则是这个位置。全部各级支气管在肺叶内反复分支直达肺泡管,共分 23～25 级,形状如树,称为支气管树。第二就是将二氧化碳运到肺内的肺动脉。肺动脉由右心室发出后分为左、右肺动脉。左、右肺动脉分别进入左、右肺,在肺内的分支多与支气管的分支伴行,直至分支进入肺泡隔,包绕肺泡壁形成肺泡毛细血管网。第三就是肺静脉,相应的是将氧气运回心脏。左、右肺静脉各有两条,分别为上肺静脉和下肺静脉。左上、下肺静脉分别收集左肺上、下叶的血液;右上肺静脉收集右肺上、中叶的血液,右下肺静脉收集右肺下叶的血液。上、下肺静脉分别注入左心房。当然除了这些重要的结构之外,肺内还分布着丰富的神经末梢和淋巴结等结构。

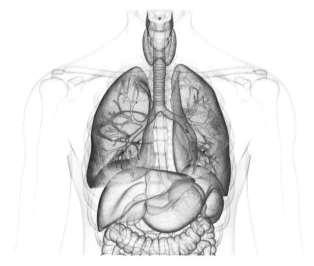

胸腹部组织结构示意图

（资料来源：NCCN 指南）

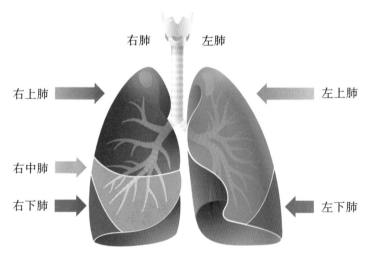

右肺　左肺

右上肺　　　　　　　　　　左上肺

右中肺

右下肺　　　　　　　　　　左下肺

双肺各肺叶区域及位置结构示意图

（资料来源：VectorStock.com）

二、肺的呼吸功能

肺的呼吸功能还要从呼吸系统讲起,肺是人体呼吸系统的核心器官,呼吸系统还包含了鼻、咽、喉、主气管。呼吸系统通过鼻与体外环境相通,成人在平静状态下,每天约有10000 L的气体进出呼吸道。吸入氧气,排出二氧化碳,这种气体交换是肺最重要的功能。

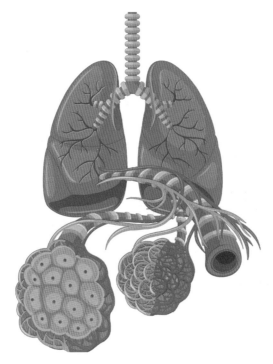

气管各级分支模式图

(资料来源:VectorStock.com)

空气经鼻吸入人体后,流经咽、喉、气管、主支气管进入肺内。主支气管会继续分支形成叶支气管,空气就进入了各个肺叶。进入肺叶后还会跟随气管进一步分散进入肺段,直至进入肺内真正的气体交换场所——肺泡。每个肺泡都是一个半球形小囊,直径约200 μm,是肺进行气体交换的部位,构成肺的主要结构。成人肺有3亿~4亿个肺泡,吸气时总表面积可达 140 m^2。肺泡壁很薄,由单层肺泡上皮组成,气体就在肺泡壁上进行交换。肺泡壁中的毛细血管里二氧化碳浓度较高时,就会向浓度低的肺泡内扩散;毛细血管里还有大量的红细胞,而肺泡内浓度较高的氧气则会被红细胞中的血红蛋白结合进入血液,就此完成了气体交换。二氧化碳由肺泡沿着气管逐级汇聚呼出体外,而氧气跟随血液回到心脏后,被心脏泵到身体各处所需部位。

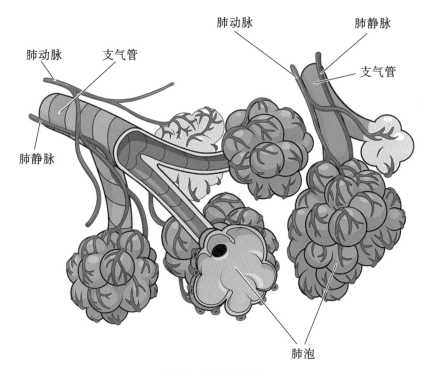

肺泡组织结构模式图

（资料来源：VectorStock.com）

$\mathcal{2}$ 什么是肺结节？

　　肺结节是影像学中的名词,多出现在 X 射线、CT 等影像检查的报告中。医学中对结节的定义是≤3 cm 的病灶,>3 cm 则称为肿块。在 CT 或 X 射线检查的过程中,肺片上出现了密度高于正常肺组织的异常病变时,就会在图像中呈现出来,就称为结节。就像太阳照在大地上,没有树木遮挡的地面就是一片明亮,而有树木遮挡的地方,地面上就形成了树的影子。肺结节可以单发,也可以是多发。单发者常见于肺癌、结核球及炎性假瘤等;多发者最常见于肺转移瘤,如乳腺癌肺转移、肾癌肺转移等;多发结节还可见于坏死性肉芽肿等。

　　肺结节从密度上分类,可分为实性结节、亚实性结节。亚实性结节又分部分实性结节、磨玻璃结节。实性结节密度较为均匀,其内全部是软组织密度的结节,CT 上显示的灰度也较为一致,内部血管及支气管影像被掩盖,做个比喻就像是太阳照到房子后在地面上形成的影子。而磨玻璃结节,密度较周围肺实质略增加,但其内血管及支气管的轮廓尚可见,就像薄薄的云层。而部分实性结节的密度不均匀,其内既包含磨玻璃密度又包含实性软组织密度的结节,就像上面说的太阳照在树木上,阳光会透过树枝和树叶间的缝隙,在地面上呈现斑驳的影子。

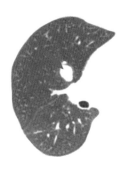

实性结节典型案例

（资料来源：郑州大学第一附属医院）

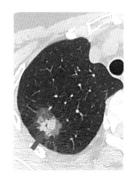

部分实性结节典型案例

（资料来源：郑州大学第一附属医院）

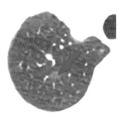

磨玻璃结节典型案例

（资料来源：郑州大学第一附属医院）

　　仔细分析结节的形态、内部结构、边缘等征象，常有助于定性诊断：首先是形态轮廓，有时结节可有多个弧形凸起，凸起之间相连，类似花瓣形成分叶状,称为分叶征;如边缘可见不同程度棘状或毛刺状突起,则称为毛刺征。其次是内部结构,病灶内有时可见直径 1 ~ 3 mm 的"气泡",称为空泡征。另外还有边缘征象,当结节邻近肺的边缘时,结节会牵拉胸膜使胸膜向内凹陷形成胸膜凹陷征。出现以上征象的结节就倾向于肺癌。

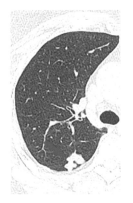

恶性结节 CT 表现——分叶征

(资料来源:郑州大学第一附属医院)

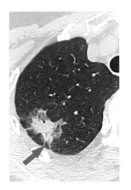

恶性结节 CT 表现——毛刺征

(资料来源:郑州大学第一附属医院)

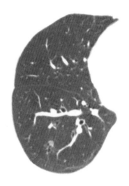

恶性结节 CT 表现——空泡征

（资料来源：郑州大学第一附属医院）

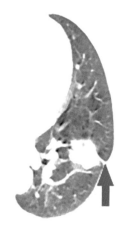

恶性结节 CT 表现——胸膜凹陷征

（资料来源：郑州大学第一附属医院）

3 肺结节流行病学的特点是什么?

　　随着中国经济的发展,国民保健意识的增强,CT 在体检中得到广泛应用,因此肺结节的检出率近年来明显升高。我国于 2009 年在国家医改重大专项"农村癌症早诊早治"项目中将肺癌纳入试点,启动了我国肺癌高危人群筛查工作。目前每年在 20 000 多名肺癌高危人群中开展了肺癌 CT 筛查,显著提高了早期肺癌检出率,使我们国家开始有了真正意义上的肺癌筛查早诊早治研究,并由此根据项目技术方案制定了我国肺癌筛查指南。据报道,肺结节在我国检出率为 20%~80%,低剂量 CT 筛查 97% 以上的肺部结节为良性病变,肺癌的检出率仅为 0.7%~2.3%。上海市肺科医院韩宝慧教授团队的研究结果显示,在 3512 名筛查参与者中,有 22.9% 的患者发现了大于 4 mm 的未定性结节,而其中仅有 6.3% 的结节确诊是恶性的。而上海长征医院刘士远教授团队的研究结果中,筛查参与者 14506 名,结节检出率则是 29.89%,其中肺癌的检出率仅有 1.23%,结果还提示部分实性结节的恶性概率最高。过高的检出率可能导致过度诊断、过度治疗、医疗资源的浪费及增加受检者焦虑心理。因此,有效地对肺部结节进行鉴别诊断,快速明确其良恶性,尽早切除恶性结节,同时避免不必要的过度治疗,是肺结节诊断治疗的关键。

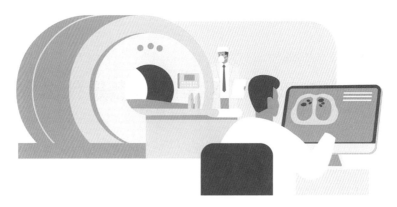

CT 检查示意图

（资料来源：VectorStock．com）

4 什么人容易得肺结节？

首先我们要知道的是，很多肺部疾病可以在 CT 检查中被发现并称为肺结节，那么不同的疾病就会倾向于发生在不同的人群中。例如肺脓肿，是感染病原菌引起的肺部炎性疾病，那么多出现在既往发生感染性疾病的人群，如上呼吸道感染、肺炎或身体其他部位的感染；再例如两肺尖出现的结节和肺结核球，倾向于发生在既往罹患结核的患者人群中；其他类型癌症转移到肺的情况下会出现两肺多发的实性结节；煤矿工人可因肺内炭末沉积出现结节。

在结节诊断为肺癌的情况中，目前已有文献证实可能相关的高危因素，例如吸烟、烹饪油烟、年龄、性别、恶性肿瘤病史、高危职业暴露史、合并慢性阻塞性肺疾病、弥漫性肺纤维化病史者。既往因男性吸烟比例较大，肺癌发病率男性较高，且病理类型多为鳞癌。但近年来女性肺癌的发病率明显升高，且发患者群有年轻化倾向，CT 报告往往以磨玻璃结节为主，病理类型以腺癌为主。以往研究考虑导致这一现象原因可能与女性吸入烹饪油烟、被动吸烟、激素水平等原因相关。但最近有文献揭示大部分患者的肺癌是机体内自然发生的基因突变不断积累引起的。该研究获取了 232 例未经治疗的无吸烟史肺癌患者的肿瘤组织和正常组织的全基因组测序数据，根据拷贝数变异情况分强、中、弱三级，其基因组不稳定性也随级别逐渐增加。拷贝数变异情况会导致许多基因失活，其中比较重要的是 HLA（人类白细胞抗原）的失活，这会让癌细胞获得免疫逃避能力。而在该研究中，HLA 突变主要集中在强中组里，说明大部分的无吸烟史肺癌患者的癌基因组特征确实与吸烟肺癌患者有区别。另外在 TP53 的突变率上，无吸烟史肺癌患者的 3 种肿瘤亚型（从强到弱为 31.9%、18.6%、

7.0%)与吸烟肺癌患者(53.4%)的肿瘤同样存在差异。

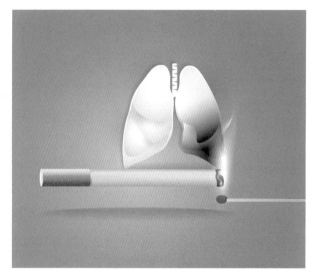

吸烟损害肺部寓意图

(资料来源:VectorStock.com)

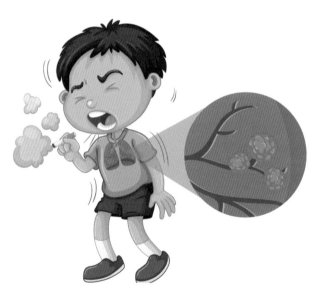

肺癌引起咳嗽的寓意图

(资料来源:VectorStock.com)

5 肺结节就是肺癌吗？

肺结节不一定是肺癌，更确切地说，大部分肺结节都不是肺癌。据美国国家肺癌筛查试验(National Lung Screening Trial, NLST)研究报道，CT 筛查中发现的结节，96.4% 都是良性的。英国胸科学会(British Thoracic Society, BTS)肺结节指南中总结了 21 个肺结节筛查临床试验，总计 116300 参与者进行了 CT 筛查，其中肺结节的检出率为 33%，而其中肺癌的检出率仅为 1.4%。同样，据肺癌随机筛查试验(Nederlands-Leuvens Long Kan Ker Screenings Onderzoek, NELSON)报道，肺癌的检出率不到 1%。

肺结节是否为肺癌，与结节特点和患者的临床特征有明显关系。如在上一问题中提到的结节的 CT 特征、是否吸烟、是否有肿瘤病史、肺癌家族史等因素，都会影响预测结节良恶性结果。据报道其中最重要的因素是结节的大小和患者的年龄。肺结节根据 CT 特征被分为实性和亚实性结节，而后者又被分为磨玻璃结节和部分实性结节。目前研究统计发现，亚实性结节更倾向于恶性结节。肺癌是患者因癌症死亡的首位原因，因此，及早发现恶性结节是获得更长生存时间的机会。NELSON、NLST 试验结果均证实早期肺癌筛查能明显降低肺癌的死亡率。

目前判断结节良恶性的手段主要是临床医师通过影像学检查结合患者临床特征进行评估。经验丰富的临床医生往往可通过 CT 影像初步估算结节良、恶性的概率。首先是观察结节的位置、大小、体积、密度、形态，然后对比既往的 CT 影像判断体积倍增时间(volume doubling time, VDT)等特点。在《中国肺部结节分类、诊断与治疗指南(2016 年版)》中提到，恶性实性结节的体积倍增时间多为 30～400 天，而部分实性结节及磨玻璃密度结节常呈惰性生长，其容积倍增时间显著长于 400 天，因此需要长时间的 CT 随访。另外,结节是否有毛刺征、空泡征、胸膜凹陷征等典型特征,是否有良性结节典型特征;还需要结合患者的性别、年龄、职业,慢性肺部疾病史、个人和肿瘤家族史、职业暴露史、生活习惯等因素进行综合评估。如果仍难以区分,则需要额外增加其他检查用来区分,如利用 PET/CT 来观察结节的代谢强度;也可以选择结节穿刺进行活检确诊。而现在英国胸科年会设计出了计算结节恶性风险大小的计算器(Brock 模型),该算法通过输入患者和结节特征计算得到风险评分,并根据评分大小决定后续治疗或随访方式。美国胸部医师学会(The American Couege of Chest Physiciams,ACCP)指南采用的是由梅奥临床研究人员开发的最广泛应用的预测模型。不论哪种方法,归根究底都是依据不同患者特点,需要综合考量,有时也需要时间的考量。

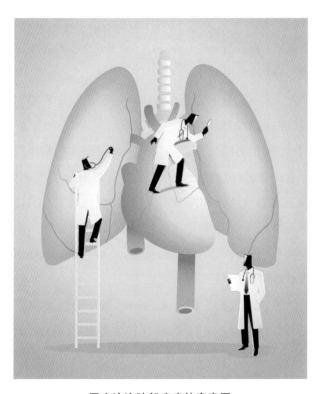

医生诊治肺部疾病的寓意图

(资料来源:VectorStock.com)

6 肺结节会传染吗?

　　大多数肺结节都不会传染,即使是恶性肺结节也不会"人传人",只有感染性疾病(细菌、真菌、病毒)引起的肺结节可能会传染。比较典型的疾病如肺结核、曲霉病、新型隐球菌感染、念珠菌感染、肺孢子菌病等。

　　患者怎么知道自己的肺结节是不是感染引起的呢?

　　虽然这些感染性疾病在 CT 检查中可表现为肺结节,但它们往往还有其他典型的 CT 特征。如肺结核:原发性肺结核的典型 CT 表现为肺内原发灶、淋巴管炎和肿大的肺门淋巴结组成的"哑铃"状病灶;急性血行播散性肺结核在 CT 上表现为散布于两肺、分布较均匀、密度和大小相近的粟粒状结节;肺新型隐球菌病患者的 CT 检查可发现单个或多个结节性阴影,也可表现斑点状肺炎、浸润性肺结核样、粟粒性肺结核样影像或空洞形成;孢子菌病 CT 表现可有斑片、磨玻璃样、间质型改变,或非典型表现如肺部局限性或多发结节灶、大叶实变、肺不张、肺门及纵隔淋巴结肿大、胸腔积液等。病毒引起的肺部感染常表现为磨玻璃影,单发或多发的斑片状、弥漫性、多灶性浸润,但缺乏特异性。

　　当然也有很多情况,单靠 CT 检查是无法区分是否为感染性疾病的,所以还要结合其他临床表现和检查。感染性疾病归根结底都是身体遭受外来微生物侵袭,病原体入侵时,人体各系统会奋起反抗而引起一系列临床表现:发热、盗汗、咳嗽、咳痰、白细胞计数改变,淋巴细胞比例改变等,所以可通过血常规、血培养、痰涂片和培养等帮助确诊。或疾病特异性检查如诊断结核的结核菌素试验、念珠菌的 G 试验、曲霉菌的半乳甘露聚糖试验等。仍无法区分时还可选择穿刺进行组织活检。总之,不同疾病表现不尽相同,还需门诊就医时由专业医师做出正确诊断。

　　生活中,在发现自己有发热、咳嗽、咳痰等症状的时候,应戴好口罩,及时就医,特别是注意与婴幼儿、老人等免疫力较弱人群保持距离,保护自己的同时也是在保护家人。

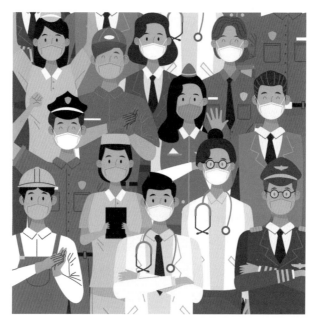

倡议戴口罩的寓意图

（资料来源：VectorStock. com）

7 肺磨玻璃结节是肺癌吗?

肺磨玻璃结节(ground-glass opacity, GGO)很有可能是肺癌,但也有可能是炎症、出血、间质纤维化等良性病变。磨玻璃结节指在 CT 影像上呈现较周围肺实质略微增加的密度影,但其内血管及支气管的轮廓尚可见。磨玻璃结节病理诊断常为非典型腺瘤样增生或原位腺癌。前者属于癌前病变,后者属于早期肺癌。Nobuhiko 等人的研究中收集了 492 例肺磨玻璃结节患者临床资料,发现其术后病理诊断均为早期肺腺癌。更令人诧异的是,这些患者大部分人都不吸烟。据 Yoshihisa 团队的研究发现,CT 发现有磨玻璃结节的患者中有大约三分之二是女性和从不吸烟的人,但吸烟会促进结节的生长。

虽然磨玻璃结节是肺癌的可能性大,但往往都是早期肺癌。在 Masaya 团队的研究结果中,肺磨玻璃结节手术后病理诊断为原位腺癌或是微浸润腺癌的患者,随访 5 年、10 年的复发率均为 0,而其 5 年生存率几乎是 100%,这反映了一个事实就是,即使磨玻璃结节是恶性的,它们也多生长得非常缓慢。虽然目前肺癌死亡率较高,5 年生存率不到 20%,但更具体地去看,我们会发现生存率较低往往跟较晚的分期相关。纯磨玻璃结节对应的往往是早期肺腺癌,分期较早,生存率也就较高。

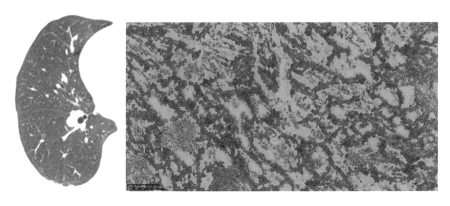

非典型腺瘤样增生(AAH)的典型 CT 表现(左)和病理图片(右)

(资料来源:郑州大学第一附属医院)

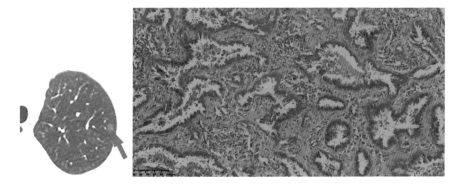

原位腺癌(AIS)的典型 CT 表现(左)和病理图片(右)

(资料来源:郑州大学第一附属医院)

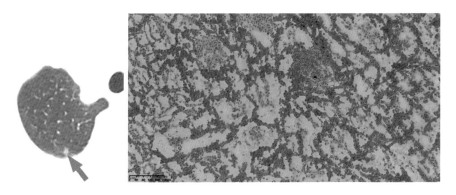

微浸润腺癌(MIA)的典型 CT 表现(左)和病理图片(右)

(资料来源:郑州大学第一附属医院)

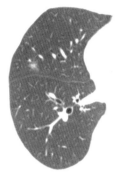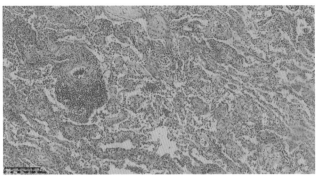

肺组织慢性炎症的典型 CT 表现（左）和病理图片（右）

（资料来源：郑州大学第一附属医院）

8　肺结节的致病因素有哪些?

在前面的问题中我们已经说过,肺结节是影像学检查报告中的名词,它可以是很多种疾病的影像学表现,如炎症、肉芽肿、错构瘤、钙化灶、炎性假瘤、结核球、脓肿等良性病变;也有可能是恶性疾病,如肺癌或其他类型肿瘤的转移灶。这些疾病在 CT 上都可以被叫作肺结节。那么针对不同的疾病,其致病因素也有较大差别。如良性病变中最常见的肺炎,致病因素多由病原微生物感染引起,最常见的就是细菌性肺炎、病毒性肺炎,多由于从空气吸入大量致病菌,机体免疫系统无法清除导致病菌爆发,或由于邻近感染部位蔓延至肺部;亦或是由其他理化因素、免疫损伤、过敏及药物所致。再例如肺结核,由于患者吸入含结核分枝杆菌的气溶胶后,结核分枝杆菌在肺泡内外生长繁殖,这部分肺组织即出现炎症病变,形成结节。结核分枝杆菌还会沿着肺内引流淋巴管到达肺门淋巴结,引起淋巴结肿大。人体通过免疫细胞杀死结核分枝杆菌后,病灶炎症会逐渐吸收或留下少量钙化灶,同样淋巴结则会逐渐缩小形成纤维化或钙化点。

而对于恶性疾病引起的肺结节,如肺癌,其致病因素有吸烟、烹饪油烟、年龄、性别、恶性肿瘤病史、高危职业暴露史、合并慢性阻塞性肺疾病、弥漫性肺纤维化病史等。烟草中含有尼古丁等有害物质,吸入后对肺部健康会产生损害。根据研究表明,长期吸烟人群比正常人患肺癌的概率更高。烟草中化学物质高达上千种,其中多链芳香烃类化学物可引发支气管上皮细胞 DNA 损伤,导致细胞功能失常,进而发展为癌症。目前空气污染越来越严重,例如在很多城市出现雾霾天气,空气中含有有毒物质,人体吸入后会刺激呼吸道,损伤呼吸道黏膜,长期刺激可诱发癌症。其次是职业暴露,有调查发现,从事石油、粉末、煤炭等职业人群患肺癌的概率较大,这几类人群往往处于较差空气质量的工作环境中,更容易导致肺部组织的反复刺激和损伤。从遗传因素看,据调查家族中有人患肺癌,那么其子女患癌概率会更大。另外,慢性肺部疾病使肺组织处于慢性炎症环境,更易诱发癌变,如既往患有肺结核、肺尘埃沉着病等疾病,随着时间推移很有可能转化为肺癌。另外还有饮食生活习惯,摄入致癌类食品,增加了肺癌的风险性。不良生活习惯,例如熬夜、饮食不规律等会引发免疫力下降、内分泌功能失调等,使机体对基因突变的修复能力和损伤细胞清除能力下降,导致癌变细胞出现概率增大。

另外还有其他部位肿瘤的转移癌形成的肺结节,如乳腺癌、甲状腺癌、肠癌、肾癌、胃癌等,常表现两肺多发结节或棉球样阴影,密度多均匀,大小不一,轮廓清楚,以两肺中下野外带较多,也可局限于一侧肺野。

9 怎样早期发现肺结节?

想要早期发现肺结节,就要定期体检,定期做胸部 CT 检查,因为早期肺癌基本没有症状。门诊有很多患者能够早期发现肺结节,往往是因为咳嗽、胸痛等不典型症状来就诊时发现,其实上述不适症状并非肺结节引起,多半是其他疾病或神经官能症导致。或因其他疾病需行手术时,对肺部进行常规术前检查时发现。而当患者出现刺激性咳嗽、痰中带血甚至咯血等典型症状时,往往已经是中晚期肺癌,针对肺癌的治疗手段会更加局限。如果还可以手术治疗,那么手术时对肺的切除范围更大,相应的手术风险也会增加,继而患者的生存期和生活质量较早期肺癌相比也就会出现断崖式的下降。

在没有胸部不适时患者往往不会想到去找胸外科大夫就诊,更不会主动要求去做胸部 CT,这时能发现肺结节的唯一方法就是体检。随着人们经济生活水平的提高,对维护自身健康意识的增强,定期体检逐渐成为常态,很多疾病能够在早期就被发现进而及早治疗,从而明显延长了患者的生存期。不过,目前对胸部的体检项目,还有很多体检套餐是行胸部 X 射线检查,或叫胸透,这对于发现早期肺癌是不利的。在之前我们提到肺结节分实性和亚实性结节。实性结节在胸透时可以被发现,但对于亚实性结节,往往很难发现,特别是磨玻璃结节,胸片几乎"看不见"。所以我们更推荐做 CT 检查。CT 的分辨能力相较于胸片可以说是一个质的提升。打个比方,胸片就像通过敲西瓜听声音判断生或熟,那么 CT 就是直接把西瓜切开来判断。美国国家肺筛查试验纳入 53454 名重度吸烟患者进行随机对照研究,评估采用胸部低剂量 CT 筛查肺癌的获益和风险,结果显示,与胸片相比,经低剂量 CT 筛查的、具有高危因素的人群肺癌相关病死率降低了20%。而低剂量CT检查又在保障CT图像质量的前提下进一步降低患者的X射线吸收剂量,研究显示接受3~4次的胸部低剂量CT普查仅相当于1次常规胸部CT的吸收剂量,从而降低了远期辐射效应可能产生不良反应的发生概率。

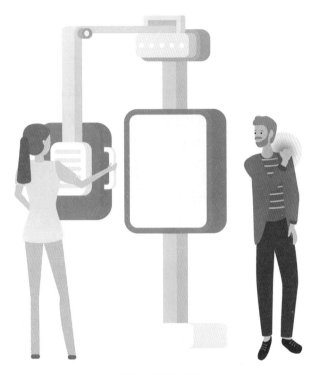

胸片检查示意图

(资料来源:VectorStock.com)

10 如何解读胸部 CT 检查报告单?

胸部 CT 的检查报告通常包括患者信息、检查名称、影像表现、诊断意见和报告及审核医生签名。报告抬头通常用较大字体明确标注医院名字和报告类型,接着会列出患者的基本信息,如姓名、性别、年龄、CT 号、所在科室、检查日期、住院号等,接着是检查名称中详细注明了 CT 的类型、拍摄身体部位、CT 机器编号等内容。

接着就是核心内容影像表现和诊断意见。影像表现是报告医生对患者 CT 影像的直观描述,影像科医生会在不同窗宽和窗位仔细观察器官组织状况。窗宽窗位说白了就是为了更好地观察组织结构,打个比方就是吃菜要用筷子,喝汤要用勺子一样。例如胸部 CT,影像科医生会用肺窗观察肺内支气管、动静脉和肺组织;纵隔窗观察纵隔组织如食管、气管、心脏、心包、纵隔淋巴结等,骨窗观察骨组织主要是胸椎、肋骨、胸骨、锁骨等。当然由于内容过多,医生不会将所有观察过的组织结构都描述一遍,而是描述主要正常解剖结构和出现的异常情况。例如出现了肺结节,会详细描述肺结节的大小、密度、位置、所在 CT 影片序号,如果是增强 CT 还会描述结节是否强化等;如果患者既往在医院已有 CT 检查,医师还会对比两次 CT 情况,告知两次 CT 出现的异常变化。

诊断意见其实就是对上述影像表现的概括,总结观察到的异常情况,如影像表现发现左下肺的背段出现了磨玻璃结节就会描述:左肺下叶磨玻璃结节。影像科医师观察 CT 的经验丰富,根据结节的各种表现有时还会给出诊断倾向,如考虑炎症或考虑恶性。当然如果胸部 CT 没有发现任何异常,诊断意见就会描述:未见异常。

如报告上出现肺结节,莫慌,有一些阅读结果的小技巧可以初步判断结节性质,如标注类结节、微结节的一般都是良性的,不需要进一步处理或者观察。标注磨玻璃结节建议随访的您就需要注意啦! 最好请医生进一步检查诊断,标注结节或者肿块,建议穿刺活检的一般就比较严重了,需要尽快就医。作为患者,我们可能并不知道这些解剖结构的描述所代表的意义,我们更关心的是报告告知的我们的身体状况是好还是坏,这时候就需要医师的讲解。如果报告未见异常,那么皆大欢喜;如果报告出现异常情况,也不要慌张或焦虑,寻找权威的医师给我们讲解或做进一步处理是最好的办法。网上咨询或者百度也是可以的,但要通过正规途径咨询,确保网线那头是真正的医生。

医院 CT检查报告单

影像检查统一号:

姓名:	性别:	年龄: 岁	CT 号:
科室:	病房:		检查日期:
住院 号:	床号:		报告日期:

检查名称:16层CT直接增强(多期增强)每部位/胸部　　　　二区CT2室
影像表现:

　双肺透亮度可,纹理清晰。

　　　　双肺门影不大。气管及支气管通畅。双侧胸廓对称,纵隔居中,纵隔内及腋窝下未见肿大淋巴结影。心影不大。双侧胸膜腔未见积液影及胸膜肥厚。

诊断意见:

报告医生:　　　　审核医生:

(此影像资料仅供临床医师参考)
全省已实行三级医院检查结果互认制度,如有重复检查,请拒绝

微信扫一扫获取电子胶片和报告

CT 报告示意图

(资料来源:郑州大学第一附属医院)

11 什么样的肺结节需要手术治疗?

作为临床医生,当我们看到肺结节的时候,往往首先想去判断的是这个结节是良性还是恶性。因为良、恶性的后续治疗方式差异巨大。我们都知道,肺组织一旦切除,不会像肝脏那样再长出新的组织,肺组织是不可再生的。如果考虑恶性,切除是必要的;但如果是良性,不影响机体功能的情况下,那么切除只会给患者造成损伤,没有意义。所以在手术前需要进行科学的评估,以尽量规避风险。

结节如果考虑是恶性,那么手术是主要治疗手段。如何去评估判断结节恶性的可能性,在前面的问题中已有提到,首先是观察结节的位置、大小、体积、密度、形态,对比既往的 CT 影像判断体积倍增时间等特点;结节是否有毛刺征、空泡征、胸膜凹陷征等典型恶性特征,亦或是否有良性结节典型特征;再者是患者的性别、年龄、职业,慢性肺部疾病史、个人和肿瘤家族史、职业暴露史、生活习惯等因素进行综合评估。如果仍难以区分,则需要额外增加其他检查用来区分,如利用 PET/CT 来观察结节的摄取葡萄糖能力来判断其代谢强度,也可以选择结节穿刺进行活检确诊。

如果结节为实性,考虑恶性,那么应该积极手术切除及系统淋巴结清扫;如果结节含有磨玻璃成分,是否行系统淋巴结清扫目前仍然有争议,多数学者的意见认为如果病理为原位腺癌或者微浸润腺癌则不必行系统性淋巴结清扫,可以仅行淋巴结采样术;如果为浸润性腺癌则考虑行系统淋巴结清扫术。而磨玻璃结节考虑肺癌可能性大,且随访过程中始终不消失,是否手术主要还是根据结节实性成分的多少、动态观察的变化情况以及患者的心理承受状态等多方因素的综合考虑。

目前美国国家综合癌症网络(Notional Comprehensive Cancer Network,

NCCN)指南对肺结节的随访和处理指导意见是:在经过胸部影像评估后,如果是实性结节:直径在 6 mm 以下的结节不建议手术;而 6~8 mm 的患者需要在 6~12 个月后复查 CT;而大于 8 mm 的患者则需要在 3 个月后复查或者考虑 PET/CT、穿刺活检。对于亚实性结节:如果是孤立的纯磨玻璃结节且直径小于 6 mm 的患者不建议手术;大于 6 mm 的则需要在 6~12 个月复查 CT 确认实性成分无生长或进展,然后每 2 年复查 CT,直至 5 年。对于孤立的部分实性肺结节:小于 6 mm 不建议手术;大于 6 mm 需在 3~6 个月后复查确认实性成分无生长或改变,然后每年复查 CT,直至 5 年,如果实性成分大于 6 mm,则考虑行 PET/CT 或活检,也可考虑手术探查,根据结节具体位置大小可选择肺段切除术或肺叶切除术,术中结合快速冰冻病理决定后续手术方式。如果是多个亚实性结节需 3~6 个月后复查 CT,如果稳定,则考虑 2 年和 4 年后复查,再根据最可疑结节进行后续随访和处理。对那些带有明显恶性结节特征、恶性概率极大的结节,就需要立刻行手术治疗。

如果结节考虑是良性,那么还要具体细分良性疾病的类型,符合手术指征的肺结节也需行手术治疗。例如肺脓肿形成的结节,我们首先考虑的是内科保守治疗。但如果出现下列情况:病程超过 3 个月,经内科治疗脓腔不缩小,或脓腔过大(5 cm 以上)估计不易闭合者;大咯血经内科治疗无效或危及生命;伴有支气管胸膜瘘或脓胸经抽吸、引流和冲洗疗效不佳者;支气管阻塞限制了气道引流者,就需手术治疗。再例如肺结核形成的结节,经合理化学治疗后无效、多重耐药的厚壁空洞、大块干酪灶、结核性脓胸、支气管胸膜瘘和大咯血保守治疗无效者也需要行手术治疗。再如寄生在肺内的细粒棘球绦虫的幼虫棘球蚴形成的结节,也须行手术治疗。当然还有很多结节,如炎症、钙化灶、错构瘤等,这些类型的结节在不影响呼吸循环功能的情况下是不需要切除的。除非结节过大压迫正常肺组织,压迫支气管影响了正常的呼吸功能,再考虑手术治疗。

12 肺结节如何观察随访?

定期随访比较肺结节的外部结构和内部特征,对肺结节的良恶性鉴别诊断具有重要意义。《肺结节诊疗中国专家共识(2018 版)》给出了详细的处理指导原则,该共识首先将实性结节和亚实性结节区分开来进行评估。

一、8 ~ 30 mm 的孤立性实性肺结节

可根据下图的流程评估直径为 8 ~ 30 mm 的实性结节,同时考虑图中列出的影响直径 8 ~ 30 mm 实性结节评估和处理的因素。

1. 单个不明原因结节直径>8 mm 者:建议临床医生通过定性地使用临床判断和(或)定量地使用验证模型评估恶性肿瘤的预测概率。预测模型:恶性概率 $= e^x/(1+e^x)$;$X = -6.8272 + (0.0391 \times 年龄) + (0.7917 \times 吸烟史) + (1.3388 \times 恶性肿瘤) + (0.1274 \times 直径) + (1.0407 \times 毛刺征) + (0.7838 \times 位置)$。其中 e 是自然对数,年龄为患者的年龄(岁),如果患者目前或以前吸烟,则吸烟史 $=1$(否则 $=0$);如果患者有胸腔外恶性肿瘤史>5 年,则恶性肿瘤 $=1$(否则 $=0$);直径为结节的直径(mm),如果结节边缘有毛刺征,则毛刺征 $=1$(否则 $=0$);如果结节位于上叶,则位置 $=1$(否则 $=0$)。

2. 单个不明原因结节直径>8 mm,且恶性肿瘤的预测概率为低、中度(5%~65%)者:建议行功能成像,有条件者可考虑 PET/CT,以便更好地描述结节的特征。

3. 单个不明原因结节直径>8 mm,且恶性肿瘤的预测概率为高度(>65%)者:视情况决定是否使用功能成像,对于高度怀疑肿瘤者可考虑

直接行 PET/CT,因其可同时进行手术前的预分期。

4. 单个不明原因结节直径>8 mm 者:建议讨论无法取得病理诊断的替代性管理策略的风险和益处,并根据患者对管理的意愿而决定。

5. 单个不明原因结节直径>8 mm 者:建议在下列情况下采用定期 CT 扫描随访。

(1)当临床恶性概率很低时(<5%)。

(2)当临床恶性概率低(<30%～40%)且功能成像检测结果阴性(PET/CT 显示病变代谢率不高,或动态增强 CT 扫描显示增强≤15 HU)。

(3)当穿刺活检未确诊,或 PET/CT 显示病灶代谢率不高时。

(4)当充分告知患者后,患者倾向选择非侵袭性方法时。需注意的是,随访直径>8 mm 的实性结节应使用低剂量 CT 平扫技术。

6. 单个不明原因结节直径>8 mm 者:建议在发现结节后的第 3～6 个月、9～12 个月及 18～24 个月分别进行薄层、低剂量 CT 扫描。需注意的是:

(1)定期 CT 扫描结果应与以前所有的扫描结果对比,尤其是最初的 CT 扫描。

(2)如果有条件,可行手动和(或)计算机辅助测量面积、体积和(或)密度,以便早期发现病灶的生长。

7. 单个不明原因结节直径>8 mm 者:在定期的影像学随访中有明确倾向的恶性肿瘤增长证据时,若无特别禁忌,建议考虑非手术活检和(或)手术切除。

8. 单个不明原因结节直径>8 mm 者:建议在伴有下列情况时采取非手术活检。

(1)临床预测概率与影像学检查结果不一致。

(2)恶性肿瘤的概率为低、中度。

(3)疑诊为可行特定治疗的良性疾病。

(4)患者在被充分告知后,仍希望在手术前证明是恶性肿瘤,尤其是当手术并发症风险高时。

需注意的是,选择非手术活检应基于:①结节大小、位置和相关气道的关系;②患者发生并发症的风险;③可行的技术及术者的熟练程度。

9. 单个不明原因结节直径>8 mm 者:建议在下列情况下行手术诊断。

(1)临床恶性肿瘤概率高(>65%)。

(2)PET/CT 显示结节高代谢或增强 CT 扫描为明显阳性时。

(3)非手术活检为可疑恶性肿瘤。

(4)患者在被充分告知后,愿意接受一种明确诊断的方法。

10. 单个不明原因结节直径>8mm 者:选择外科诊断时,建议考虑胸腔镜诊断性亚肺叶切除术。需注意的是,对深部和难以准确定位的小结节,可考虑应用先进的定位技术或开胸手术。

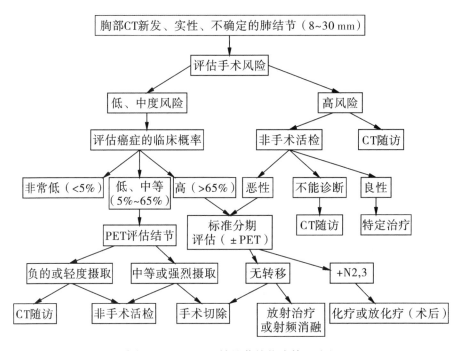

直径 8~30 mm 实性结节的临床管理流程

(资料来源:《肺结节诊疗中国专家共识(2018 版)》)

影响直径 8~30 mm 实性结节评估和处理的因素

影响因素	恶性风险	CT 扫描随访	PET 影像	非手术活检	VATS 楔形切作
肺癌的临床概率	非常低(<5%)	++++	–	–	–
	低中等	+	+++	++	+
	高(<65%)	–	±	++	++++
手术风险	低	++	++	++	+++
	高	++	+++	++	–
活检风险	低	–	++	+++	+++
	高	++	+++	–	+
高度疑似活动性感染或炎症		–	–	++++	++
价值观和意愿	愿望明确		+	+++	++++
	担心手术并发症而反对手术	++++	+++	++	+
随访的依从性差		–	–	+++	++++

注:PET 为正电子发射计算机断层显像;VATS 为视频辅助胸腔镜手术;+为推荐倾向,+~++++ 为最低至最强;±为采不采用均可;–为不推荐

影响直径 8~30 mm 实性结节评估和处理的因素

(资料来源:《肺结节诊疗中国专家共识(2018 版)》)

二、≤8 mm 的孤立性实性肺结节

可根据下图流程评估 ≤8 mm 的实性结节,并注意以下具体事项。

(1)单个实性结节直径 ≤8 mm 且无肺癌危险因素者,建议根据结节大小选择 CT 随访的频率与持续时间:①结节直径 ≤4 mm 者不需要进行随访,但应告知患者不随访的潜在好处和危害;②结节直径 4~6 mm 者应在 12 个月重新评估,如无变化,其后转为常规年度随访;③结节直径 6~8 mm 者应在 6~12 个月之间随访,如未发生变化,则在 18~24 个月之间再次随访,其后转为常规年度检查。CT 检测实性结节>8 mm 时,建议使用低剂量 CT 平扫技术。

(2)存在一项或更多肺癌危险因素的直径 ≤8 mm 的单个实性结节者,建议根据结节的大小选择 CT 随访的频率和持续时间:①结节直径 ≤4 mm 者应在 12 个月重新评估,如果没有变化则转为常规年度检查;②结节直径为 4~6 mm 者应在 6~12 个月之间随访,如果没有变化,则在 18~

24 个月之间再次随访,其后转为常规年度随访;③结节直径为 6～8 mm 者应在最初的 3～6 个月之间随访,随后在 9～12 个月随访,如果没有变化,在 24 个月内再次随访,其后转为常规年度检查。CT 检测实性结节≤8 mm 时,建议使用低剂量 CT 平扫技术。

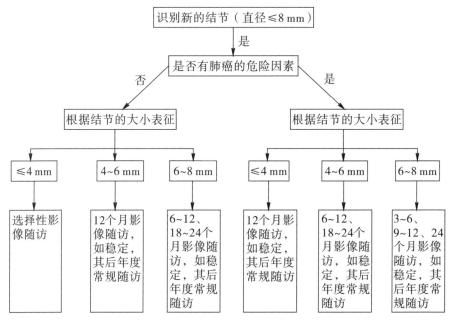

直径≤8 mm 实性结节的临床管理流程

(资料来源:《肺结节诊疗中国专家共识(2018 版)》)

对于孤立性亚实性肺结节:可参照下文列出的亚实性肺结节的随诊推荐方案和注意事项进行管理。

(一)评估纯磨玻璃结节的细则

纯磨玻璃结节以 5 mm 大小为界进行分类观察。

(1)纯磨玻璃结节直径≤5 mm 者:建议在 6 个月随访胸部 CT,随后行胸部 CT 年度随访。

(2)纯磨玻璃结节直径>5 mm 者:建议在 3 个月随访胸部 CT,随后行胸部 CT 年度随访;如果直径超过 10 mm,需非手术活检和(或)手术切除。

需注意的是:①纯磨玻璃结节的 CT 随访应对结节处采用薄层平扫技术;②如果结节增大(尤其是直径>10 mm),或出现实性成分增加,通常预示为恶性转化,需进行非手术活检和(或)考虑切除;③如果患者同时患有危及生命的合并症,而肺部结节考虑为低度恶性不会很快影响生存,或可能为惰性肺癌而无须即刻治疗者,则可限定随访时间或减少随访频率。

(二)评估部分实性结节的细则

除评估部分实性结节病灶大小外,其内部实性成分的比例更加重要。当 CT 扫描图像中实性成分越多,提示侵袭性越强。

1.单个部分实性结节直径≤8 mm 者:建议在 3、6、12 和 24 个月进行 CT 随访,无变化者随后转为常规年度随访,随访中需要注意以下几方面。

(1)混杂性结节的 CT 随访检查应对结节处采用病灶薄层平扫技术。

(2)如果混杂性结节增大或实性成分增多,通常提示为恶性,需考虑切除,而不是非手术活检。

(3)如果患者同时患有危及生命的合并症,而肺部结节考虑为低度恶性不会很快影响生存,或可能为惰性肺癌而无须即刻治疗者,则可限定随访时间或减少随访频率。

(4)如果发现结节的同时有症状或有细菌感染征象时,可考虑经验性抗菌治疗。尽管经验性抗菌治疗有潜在的危害,但如果患者患有如结核、真菌等其他疾病可能性较小时,可以考虑使用经验性抗菌治疗。

2.部分实性结节直径>8 mm 者:建议在 3 个月重复胸部 CT 检查,适当考虑经验性抗菌治疗。若结节持续存在,随后建议使用 PET/CT、非手术活检和(或)手术切除进一步评估(2C 级)。需注意以下几方面。

(1)PET/CT 不应该被用来描述实性成分≤8 mm 的混杂性病灶。

(2)非手术活检可用于确立诊断并结合放置定位线、植入放射性粒子或注射染料等技术帮助后续手术切除的定位。

(3)非手术活检后仍不能明确诊断者,不能排除恶性肿瘤的可能性。

(4)部分实性结节直径>15 mm 者可直接考虑进一步行 PET/CT 评估、非手术活检和(或)手术切除。

3. 对于 6 mm 及以上实性成分的部分实性结节,应考虑 3～6 个月行 CT 扫描随访来评估结节。对于具有特别可疑形态(即分叶或囊性成分)、连续生长或实性成分>8 mm 的部分实性结节,建议采用 PET/CT、活检或切除术。大量的证据提示,部分实性结节的实性成分越多,发生侵袭和转移的风险越大,实性成分>5 mm 与局部侵袭的可能性相关。

亚实性肺结节的临床管理流程

结节类型	处理推荐方案	注意事项
孤立性纯磨玻璃结节		
≤5 mm	6 个月影像随访,随后行胸部 CT 年度随访	1 mm 连续薄层扫描确认为纯磨玻璃结节
>5 mm	3 个月影像随访,如果无变化,则年度常规随访	如直径>10 mm,需考虑非手术活检和(或)手术切除
孤立性部分实性结节		
≤8 mm	3、6、12 和 24 个月影像随访,无变化者随后转为常规年度检查	随访期间结节增大或实性成分增多,通常提示为恶性,需考虑手术切除
>8 mm	3 个月影像随访,若结节持续存在,随后建议使用 PET、非手术活检和(或)手术切除进一步评估	实性成分≤8 mm 的混杂性病灶不推荐 PET/CT 评估

(资料来源:《肺结节诊疗中国专家共识(2018 版)》)

另外美国 NCCN 指南对肺结节的随访和处理也给了明确指导:首先评估患者患肺癌风险,内容包括年龄、吸烟史、既往癌症史、家族病史、职业暴露、其他肺部疾病(慢性阻塞性肺疾病、肺纤维化)、传染性病原体暴露[真菌感染、结核或提示感染的危险因素或病史(免疫抑制、吸入、传染性呼吸道症状)]、影像学因素(结节的大小、形状、密度)、相关的肺实质异常(如瘢痕或可疑的炎性改变)、PET/CT 中结节对氟脱氧葡萄糖的亲和力,在经过上述评估后再根据结节实性成分随访,如果是实性结节:直径在 6 mm 以下的结节无须常规复查,更不用做手术;而 6～8 mm 的患者需要在 6～12 个月后复查 CT;而大于 8 mm 的患者则需要在 3 个月后复查或者考虑

PET/CT、穿刺活检。对于亚实性结节：如果是孤立的纯磨玻璃结节且直径小于 6 mm 的患者无须常规随访，也无须手术；大于 6 mm 的则需要在 6～12 个月复查 CT 确认实性成分无生长或进展，然后每 2 年复查 CT，直至 5 年。对于孤立的部分实性肺结节：小于 6 mm 无须手术和随访；大于 6 mm 需在 3～6 个月后复查确认实性成分无生长或改变，然后每年复查 CT，直至 5 年，如果实性成分大于 6 mm，则考虑行 PET/CT 或活检。如果是多个亚实性结节需 3～6 个月后复查 CT，如果稳定，则考虑 2 年和 4 年后复查，再根据最可疑结节进行后续随访和处理。

在这里我们想强调的是目前临床指南繁多，说明在这些问题上还存在一些争议。判断一个肺结节患者手术与否和安排观察随访计划，既要基于指南和共识，也要结合患者的年龄、家族史、结节的多寡以及发生部位，甚至需要结合患者的心理状态等因素综合分析。医生应用好手中的手术刀，不夸大手术指征为了手术而手术，更好地为患者服务。

NCCN Guidelines 版本 1.2021
非小细胞肺癌

National
Comprehensive
Cancer
Network®

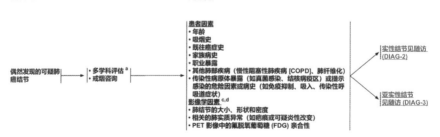

临床表现   风险评估 b

偶然发现的可疑肺癌结节 → • 多学科评估 a / • 戒烟咨询 →

患者因素
• 年龄
• 吸烟史
• 既往癌症史
• 家族病史
• 职业暴露
• 其他肺部疾病（慢性阻塞性肺疾病 [COPD]、肺纤维化）
• 传染性病原体暴露（如真菌感染、结核病疫区）或提示感染的危险因素或病史（如免疫抑制、吸入、传染性呼吸道症状）
影像学因素 c,d
• 肺结节的大小、形状和密度
• 相关的肺实质异常（如疤痕或可疑炎性改变）
• PET 影像中的氟脱氧葡萄糖（FDG）亲合性

→ 实性结节见随访 (DIAG-2)

→ 亚实性结节 见随访 (DIAG-3)

a 多学科评估（包括胸外科医生、胸部放射科医生和肺科医生）共同确定癌症诊断的可能性以及最佳诊断或随访策略。
b 风险计算可用于对患者个体和放射学因素进行量化，但不能代替拥有肺癌诊断丰富经验的多学科诊断团队的评估。
c 见诊断评估原则 (DIAG-A 1/。
d 最重要的影像学因素是与以前的影像学检查相比结节发生变化还是稳定。

结果   随访 c,d,g,h

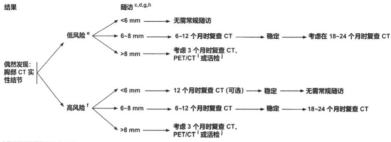

偶然发现：胸部 CT 实性结节

低风险 e
- <6 mm → 无需常规随访
- 6~8 mm → 6~12 个月时复查 CT → 稳定 → 考虑在 18~24 个月时复查 CT
- >8 mm → 考虑 3 个月时复查 CT、PET/CT i 或活检 j

高风险 f
- <6 mm → 12 个月时复查 CT（可选）→ 稳定 → 无需常规随访
- 6~8 mm → 6~12 个月时复查 CT → 稳定 → 18~24 个月时复查 CT
- >8 mm → 考虑 3 个月时复查 CT、PET/CT i 或活检 j

c 见诊断评估原则 (DIAG-A 1/3)。
d 最重要的影像学因素是与以前的影像学检查相比结节发生变化还是稳定。
e 低危 = 几乎不吸烟或无吸烟史或其他已知危险因素。
f 高危 = 吸烟史或其他已知危险因素；已知的风险因素包括一级亲属有肺癌病史；石棉、氡或铀暴露。
g 亚实性（毛玻璃）结节可能需要更长时间随访，以排除惰性腺癌。
h 改编自 Fleischner 学会指南：MacMahon H, Naidich DP, Goo JM, et al. Guidelines for management of incidental pulmonary nodules detected on CT images: From the Fleischner Society 2017. Radiology 2017;284:228-243. ®Radiological Society of North America. Fleischner 学会指南不指导是否需要对比剂或 LDCT 是否合适。除非需要对比增强以获得更好的诊断分辨率，否则首选 LDCT。

i 颈部至膝关节或全身 PET/CT 检查。PET 结果阳性定义为肺结节的标准摄取值（SUV）大于基线纵隔血池。PET 扫描结果阳性可以是感染或炎症所致，包括无肺癌的局部感染和肺癌伴相关（如阻塞性）感染，以及肺癌伴炎症（如淋巴结、肺实质、胸膜）。PET 扫描假阴性可以是小结节、低细胞密度（非实质性结节或毛玻璃影 [GGO]）或肿瘤的 FDG 亲合性低（如原位腺癌 [旧称支气管肺泡癌]，类癌）所致。
j 如果没有组织确认的情况下考虑进行经验性治疗，需要进行多学科评估，至少包括介入放射学、胸外科和介入性肺病，以确定最安全、最有效的活检方法，或者就活检风险过高或难度过大以及患者无需组织确认就可以继续治疗的问题达成共识。(IJsseldijk MA, et al. J Thorac Oncol 2019;14:583-595.)

结果   随访 c,d,g,h

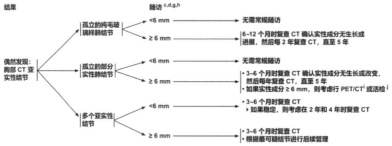

偶然发现：胸部 CT 亚实性结节

孤立的纯毛玻璃样肺结节
- <6 mm → 无需常规随访
- ≥6 mm → 6~12 个月时复查 CT 确认实性成分无生长或进展，然后每 2 年复查 CT，直至 5 年

孤立的部分实性肺结节
- <6 mm → 无需常规随访
- ≥6 mm → • 3~6 个月时复查 CT 确认实性成分无生长或改变，然后每年复查 CT，直至 5 年
          • 如果实性成分 ≥6 mm，则考虑行 PET/CT i 或活检 j

多个亚实性结节
- <6 mm → • 3~6 个月时复查 CT
          • 如果稳定，则考虑在 2 年和 4 年时复查 CT
- ≥6 mm → • 3~6 个月时复查 CT
          • 根据最可疑结节进行后续管理

c 见诊断评估原则 (DIAG-A 1/3)。
d 最重要的影像学因素是与以前的影像学检查相比结节发生变化还是稳定。
g 亚实性（毛玻璃）结节可能需要更长时间随访，以排除惰性腺癌。
h 改编自 Fleischner 学会指南：MacMahon H, Naidich DP, Goo JM, et al. Guidelines for management of incidental pulmonary nodules detected on CT images: From the Fleischner Society 2017. Radiology 2017;284:228-243. ®Radiological Society of North America. Fleischner 学会指南不指导是否需要对比剂或 LDCT 是否合适。除非需要对比增强以获得更好的诊断分辨率，否则首选 LDCT。

i 颈部至膝关节或全身 PET/CT 检查。PET 结果阳性定义为肺结节中的 SUV 大于基线纵隔血池。PET 扫描结果阳性可以是感染或炎症所致，包括无肺癌的局部感染和肺癌伴相关（如阻塞性）感染，以及肺癌相关炎症（如淋巴结、肺实质、胸膜）。PET 扫描假阴性可以是小结节、低细胞密度（非实质结节或 GGO）或肿瘤的 FDG 亲合性低（如原位腺癌 [旧称支气管肺泡癌]，类癌）所致。
j 如果没有组织确认的情况下考虑进行经验性治疗，需要进行多学科评估，至少包括介入放射学、胸外科和介入性肺病，以确定最安全、最有效的活检方法，或者就活检风险过高或难度过大以及患者无需组织确认就可以继续治疗的问题达成共识。(IJsseldijk MA, et al. J Thorac Oncol 2019;14:583-595.)

肺结节 NCCN 指南随访流程

（资料来源：NCCN 非小细胞肺癌指南（2021 版））

13 有的肺结节为什么没有症状?

得了肺结节没有任何症状,主要跟肺组织本身的神经分布有关。

专业地讲,肺是由内脏神经支配,包括迷走神经和交感神经的分支。副交感神经兴奋引起支气管平滑肌收缩、血管扩张和腺体分泌,交感神经兴奋的作用则相反。内脏感觉纤维分布于各级支气管黏膜、肺泡和脏胸膜,随迷走神经传导至脑。内脏感觉神经在形态结构上虽与躯体感觉神经大致相同,但仍有某些不同之处。第一点就是痛阈较高:内脏感觉纤维的数目较少,且多为细纤维,故痛阈较高,一般强度的刺激不引起主观感觉。例如,在外科手术切割或烧灼内脏时,患者并不感觉疼痛。但脏器活动较强烈时,则可产生内脏感觉,如外科手术时牵拉脏器、胃的饥饿收缩、直肠和膀胱的充盈等均可引起感觉。第二点是对触摸和冷热等刺激不敏感,但对牵拉刺激敏感。而壁胸膜其实位于胸壁的内面,由脊神经的躯体感觉神经分布,对机械性刺激敏感,外伤或炎症时可引起剧烈疼痛。

不产生任何症状的肺结节往往位置位于肺实质内,距离支气管、胸膜等较敏感区域较远,且结节体积较小,特别是没有实性成分的结节,几乎不会对周围肺组织产生压迫和侵犯,所以往往不会产生症状。相反对于出现刺激性咳嗽、痰中带血、咯血等症状的肺结节,往往是因为结节已经侵犯了支气管,刺激气管黏膜导致咳嗽。如果结节是恶性,本身就容易破裂出血,在气管内随着支气管分泌物排出而形成痰中带血或咯血的情况。那么当结节突破了肺的脏层胸膜,侵犯壁胸膜时,因为壁胸膜由躯体感觉神经分布,对刺激较为敏感,则会产生相应症状。所以很多患者在肺部手术之后产生剧烈疼痛,其中除了切口的疼痛,还主要来自炎症对壁层胸膜的刺激。而在门诊有很多患者出现轻微的、偶尔的、不明原因的胸痛,常常也是胸膜腔的纤维条索牵拉胸膜所致。

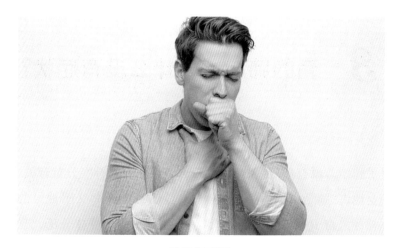

咳嗽示意图

（资料来源：mydr.com.au）

14 肺结节会不会突然增大和转移？

　　一般不会。肺结节会不会突然出现增大和转移这个问题，首先还是得从"肺结节是良性还是恶性"这个本质问题上分开来讲。

　　如果是良性疾病，也是有可能突然增大的，例如肺部感染形成的结节，在感染暴发期，由于感染灶的炎症细胞浸润、水肿，在 CT 影像上可能会突然增大，也有可能沿着淋巴引流通道导致纵隔淋巴结的炎性肿大，但不会说"转移"一词。因为我们常说的转移，往往指恶性肿瘤的癌细胞转移到了其他身体部位。

　　而我们最关心的是，如果结节是恶性，它会不会突然增大和转移。结节增大和转移就是癌症出现进展的情况，这是在医生合理安排复查随访时间之前需要搞清楚的事，所以目前有很多论文探究了恶性结节出现进展的时间。英国胸科协会肺结节管理指南对这一要点进行了总结：在过去的 15 年里，结节体积测量分析（手工、半自动、自动化方法计算）越来越多地被报道是评估结节生长的可靠方法，但是不同国家对结节的测量方式略有不同，例如手动二维体积测量、自动三维体积分析等，那么得到的增大时间也有所差别。如 Hasegawa 等人回顾性研究了 61 名肺癌患者的结节（术后证实为恶性），发现结节平均体积倍增时间是 452 天（均值±标准差：452±381）。分开说的话，纯磨玻璃结节是 813 天（均值±标准差：813±375）；部分实性结节是 457 天（均值±标准差：457±260）；实性结节是 149 天（均值±标准差：149±125）。而 Winer-Muram 等人对 50 名肺癌患者的调查发现结节平均倍增时间是 147 天；Jennings 等人对 149 名肺癌患者的调查发现结节倍增时间均值是 207 天；Henschke 等人对 111 名肺癌患者的调查发现结节倍增时间均值是 98 天；Wilson 等人对 63 名肺癌患者的调查发现结节倍增时间均值是 357 天。综合上面几个研究我们不难看出，结节倍增时间的均值至少在 3 个月以上，当然也有个别案例的结节体积倍增时间是 52 天。

我们也知道肺癌还分很多种亚型，那么从不同亚型来看他们的倍增时间：小细胞肺癌倍增时间最短，平均在 43 天左右；鳞癌倍增时间最短是 88 天；腺癌倍增时间最短的是平均 140 天；支气管肺泡癌或原位癌是 251 天。所以由以上数据我们就明白了为什么在门诊临床医生会让 3 个月或 6 个月或 1 年复查，跟 NCCN 指南也是相呼应的。所以患者本身应该放宽心态，相信临床医生的合理安排。

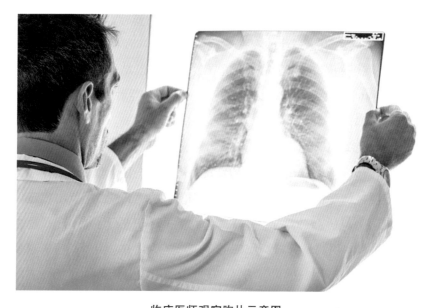

临床医师观察胸片示意图

（资料来源：inspirahealthnetwork. org）

15 肺结节检出后焦虑不安怎么办？

当患者在体检时发现肺部存在结节时，往往会焦虑不安，特别是对肺癌的恐惧。即使 CT 报告考虑为良性病变，患者也会紧张不安，不停询问医师到底确不确定结节是良性，期望能得到心理上的安慰，更有甚者辗转国内多家医院试图找到最权威的医师得到最正确的诊治方案。若 CT 报告考虑恶性结节，部分患者突然感觉心上压了一块大石头，甚至压得喘不过气来，在接下来住院接受检查期间心里始终担心，感觉怎样做都不自然，呼吸也变得不自在，希望医师立刻把结节切掉；部分患者会反复在网上搜索，对号入座，感觉是得了不治之症；还有部分患者被发现肺部结节时对医生持怀疑态度，感觉医师在骗自己，不配合治疗，不进行检查，以致延误治疗时机。因此，医师和家属除了帮助肺结节患者治疗外，心理疏导也尤为重要。

恐惧源于未知。患者出现心理上的不安和畏惧，都是因为对肺结节的认识不足，甚至"病急乱投医"得到错误的引导，导致焦虑情绪加重。所以减轻患者的焦虑情绪最好的方法，就是让患者和家属充分了解肺结节的相关知识，加强对肺结节的正确认识。我们首先要在心理上战胜它，即使得了肺结节我们也不怕。在此过程中，医师的讲解对减轻患者焦虑情绪尤为重要，耐心解答患者及家属提出的各种问题，对其认知水平和心理状态等方面进行正确分析。对部分存在负面情绪的患者，实施正确的心理疏导，通过温和性语言，对其进行安慰和鼓励，达到消除不良心理的目的，保持其良好心态，增加治疗依从性。但是现实却是，很多权威医师的门诊患者少则几十，多则上百，每个患者跟医师交谈的时间甚至不到几分钟，很难真正起到心理疏导作用。所以这也是我们出这本书的目的之一：以发放书籍、手册等形式进行宣教,传达相关知识,加强对肺结节的正确认识,增加患者的治疗信心。此外,家庭是促进患者病情恢复的重要因素,家人的关心和理解会缓解患者心理压力,通过正确的引导和鼓励,减少患者的恐惧和孤独,良好的家庭氛围会使患者感受到温暖,以改善其生活质量。

16 肺结节是否都要抗炎治疗后复查?

不是。抗炎治疗的目的是为了分辨炎症形成的结节和恶性结节。因为在 CT 影像上炎性结节往往是实性的,跟恶性结节较难区分。从之前的问题回答中我们也知道,已经形成实性成分的恶性结节,其体积的倍增时间比亚实性结节要短,如果临床医师安排 3 月后复查是有一定风险的。为了更好地区分炎性结节,在《中国肺部结节分类、诊断与治疗指南(2016 年版)》中将实性结节分为高、中、低危三级类型结节,其中高危结节标准是:直径≥15 mm 或表现出恶性 CT 征像(分叶、毛刺、胸膜凹陷、含气细支气管征和小泡征、偏心厚壁空洞)的直径介于 8 ~ 15 mm 的肺实性结节。其中,对肺癌可能性较小的病例可抗炎治疗 5 ~ 7 天,休息 1 个月后复查,结节增大或无变化者,由多学科会诊,决定是否进入临床治疗;结节缩小可在 2 年内进行随访。对于中危(直径介于 5 ~ 15 mm 且无明显恶性 CT 征象的实性结节)和低危(直径<5 mm 的实性结节)的结节,建议 3 个月甚至 1 年后复查 CT,并未要求抗炎治疗。对于亚实性结节,包括部分实性结节和磨玻璃结节,也没有要求使用抗炎治疗,原因可能在于这两种结节往往恶性概率相对较高,但结节体积倍增时间又相对较短,那么安排 3 个月、6 个月、12 个月和 24 个月持续 CT 复查就是合理的。

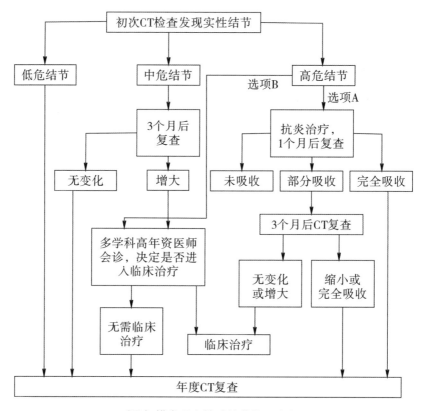

CT 扫描发现实性肺结节处理流程

（资料来源:《中国肺部结节分类、诊断与治疗指南(2016 年版)》）

17 肺部多发结节如何处理？

多发肺结节目前门诊并不少见，但是情况不尽相同，可能是肺癌合并良性结节；也可能是多原发肺癌、多发转移癌；亦或是血行播散性肺结核或其他炎症病变。我们在这里主要探讨肺部多原发磨玻璃成分结节也就是多发肺磨玻璃密度结节（ground glass nodule，GGN）的处理。肺部多发 GGN 有如下特点：多见于女性非吸烟患者，同期多发肺部病灶，多数没有淋巴结和肺外转移，多为惰性生长（也就是说变化缓慢），胸部 CT 表现为多发纯或部分实性肺内磨玻璃密度影（groud glass opacity，GGO）。以下是我们罗列了一些权威学会和学术组织的指南供大家参考。

《中国肺部结节分类、诊断与治疗指南（2016 年版）》对于多发肺结节给出的处理原则是：要基于危险度最高的结节。对于多发高危险度结节，应考虑多原发肺癌的可能性，尤其是多发部分实性及亚实性结节。这也是目前临床医师形成的共识。在临床实践中我们确实发现多原发肺癌往往是亚实性结节，特别是多发的纯磨玻璃结节。

《肺结节诊治中国专家共识（2018 年版）》对于多发性肺结节的指导意见是：①评估中发现有 1 个占主导地位的结节和（或）多个小结节者，建议单独评估每个结节。②除非有组织病理学证实转移，否则不可否定根治性治疗。③对于多发纯磨玻璃结节，至少 1 个病变直径>5 mm，但<10 mm，又没有特别突出的病灶，推荐首次检查后 3 个月再行 CT 随访；如无变化，其后至少 3 年内每年 1 次 CT 随访，其后也应长期随访，但间隔期可以适当放宽。如果发现病灶变化，应调整随访周期；如果结节增多、增大、增浓，应缩短随访周期，或通过评估病灶部位、大小和肺功能情况，选择性局部切除变化明显的病灶；如果结节减少、变淡或吸收则延长随访周期

或终止随访。④尽管 PET/CT 较难鉴别直径≤8 mm 结节的性质,但是PET/CT 扫描仍有助于诊断转移性肺癌,指导进一步评估。⑤对有 1 个以上肺结节的肺癌患者进行分类和采取最佳治疗存在困难时,建议多学科会诊。⑥可考虑新技术,如超声支气管镜(EBUS)、虚拟导航气管镜(VBN)和电磁导航气管镜(ENB),可在一次检查操作中对多个较小的周边病灶进行活检和组织病理学评估。⑦一般认为>10 个弥漫性结节,很可能伴有症状,可由胸外恶性肿瘤转移或活动性感染导致,原发性肺癌的可能性相对较小。但单一主要结节伴有一个或多个小结节的现象越来越普遍,需要进行仔细鉴别诊断。

《Fleischner 学会指南(2017 年版)》中描述如下。①多发实性结节:使用最可疑的结节作为管理指南。随访间隔可能因结节大小和风险而异。大小分为以下 3 个等级:<6 mm(体积<100 mm³)、6~8 mm(体积 100~250 mm³)、>8 mm(体积>250 mm³)。风险分为低风险与高风险。危险因素包括:结节大小和形态、结节位置、结节增长率、肺气肿和纤维化、年龄、性别、种族、家族史、烟草和其他吸入致癌物等。根据美国胸科医师协会建议,低风险因素包括年龄较小、少抽烟、结节较小、边缘规则以及结节位于肺上叶以外区域;高风险因素包括年龄较大、大量吸烟、结节较大、边缘不规则或呈毛刺状以及结节位于肺上叶。对于多个直径<6 mm 的非钙化实性结节,不建议进行常规随访;但对于高危患者,可以考虑进行 12 个月的随访。对于多个至少有 1 个结节直径为 6 mm 或更大的非钙化实性结节,建议在 3~6 个月进行随访,然后根据风险大小选择在 18~24 个月进行第二次随访。如果存在更大或更可疑的结节,则应按照单发结节管理指南进行随访。②多发亚实性结节:≥6 mm(体积>100 mm³)在 3~6 个月后进行 CT 检查,并根据最可疑的结节进行后续处理;多个≤6 mm 的纯磨玻璃结节通常是良性的,但应考虑对选定的高危患者在 2 年和 4 年时进行随访。该指南中只有大方向的描述,无具体时机推荐。

那么 NCCN 指南在肺结节随访与观察部分对于多发亚实性结节建议3~6 个月复查 CT;>6 mm 建议根据最可疑结节进行后续管理,对多原发肺癌的处理也进行了指导:如果结节本身并未引起症状,且发展为症状性的风险低则选择继续观察,每 3~6 个月复查 CT;如果是有症状的或发展为症状性的风险较高或是孤立病灶,就考虑是否有根治性局部治疗可能性,有机会就行手术治疗、放疗或 CT 引导下热消融;没有机会就选择姑息性化疗或局部的姑息治疗或者继续观察,也可以通过活检确定病理亚型进行生物标志物的检测看是否可以应用靶向药物。

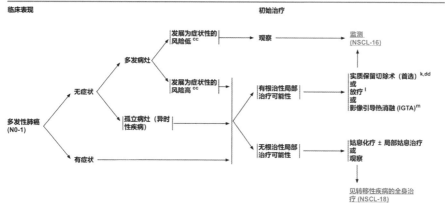

NCCN 指南对于多原发肺癌的处理意见

(资料来源:非小细胞肺癌 NCCN 指南(2021 版))

如果肺部多原发 GGN 需要手术治疗,我们的建议如下。

(1)手术要慎重,因为此类手术往往切除的肺组织较多,损失的肺功能相对较多。

(2)是否手术主要依主病灶而定(主病灶考虑浸润性癌或微浸润性癌,可以处理了就处理,若是原位癌或不典型增生就观察随访)。

(3)术前手术规划很重要,精准切除,尽量保留健康肺组织。

(4)同等情况下,如果单发病灶需肺叶切除,多发时可选妥协性选择亚肺叶切除及楔形切除。

（5）如果依主病灶情况需手术，应尽量一次性切除所有结节。

（6）对于双侧肺叶病变，建议分期手术，两次手术间隔 6～8 周。

（7）是否行淋巴结清扫根据主病灶的情况决定。

（8）术后是否需要辅助治疗，根据主病灶的病理情况决定，对于 GGO 样病灶，化疗是不必要也不建议的。

（9）多发 GGN 病变预后良好，根据主病灶决定随访计划。

18 肺结节需要做穿刺吗?

肺结节不一定要做穿刺,主要还由结节性质决定。穿刺的规范名称也叫经胸壁肺穿刺活检术(transthoracic needle biopsy,TTNB),属于非手术活检的一种方法,指在 CT 或超声引导下对肺结节进行活检。病变靠近胸壁者可在超声引导下进行活检,对于不紧贴胸壁的病变,可在 CT 引导下穿刺活检。

目前《肺结节诊治中国专家共识(2018 年版)》和美国 NCCN 指南都有明确的需要采取穿刺活检的选择点,且都根据结节是否为实性分别做出了指导。

首先是实性结节,《肺结节诊治中国专家共识(2018 年版)》和美国 NCCN 指南中选择活检时机一致:即当实性结节>8 mm 时建议活检。《肺结节诊治中国专家共识(2018 年版)》中指导对于单个不明原因结节直径>8 mm 者,建议在伴有下列情况时采取非手术活检(包括穿刺)。

(1)临床预测概率与影像学检查结果不一致。

(2)恶性肿瘤的概率为低、中度。

(3)疑诊为可行特定治疗的良性疾病。

(4)患者在被充分告知后,仍希望在手术前证明是恶性肿瘤,尤其是当手术并发症风险高时。

需注意的是,选择非手术活检应基于:①结节大小、位置和相关气道的关系;②患者发生并发症的风险;③可行的技术及术者的熟练程度。NCCN 指南对于>8 mm 的实性结节同样建议活检,也可以在 3 个月后复查。不过在其诊断评估原则中提到,当临床医师根据危险因素和影像学表现高度怀疑 Ⅰ 或 Ⅱ 期肺癌的患者术前无须活检。

对于亚实性结节,上述两指南有细微差别。首先针对纯磨玻璃结节:NCCN 指南较为笼统,仅建议定期复查;《肺结节诊治中国专家共识(2018年版)》建议在磨玻璃结节直径>10 mm 时考虑非手术活检。对于部分实性结节,NCCN 指南建议在结节直径>6 mm 时活检或行 PET/CT 检查;而《肺结节诊治中国专家共识(2018 年版)》建议在结节直径>8 mm 时活检,<8 mm 的定期随访,如果发现结节增大或实性成分增多,建议直接手术切除。

19 穿刺会引起肿瘤转移吗？

这个问题目前仍有争议,理论上讲确实有这种可能性。因为恶性肿瘤一般具有丰富的血液供应,肿瘤细胞较正常细胞黏附力弱,容易脱落,当进行穿刺活检或支气管镜活检时,肿瘤外包膜破坏时肿瘤细胞可能发生移位,甚至随血流进入循环系统后转移到某些器官。但若是少量的肿瘤细胞进入血液并不一定导致复发或转移,相反,在大多数情况下,这些细胞会很快死亡或被免疫系统清除。

Matsuguma 等人 2005 年报道了 335 例 I 期非小细胞肺癌术后患者中穿刺活检(9.1%)比支气管镜活检(1%)有更高的胸膜复发率。Inoue M 等人在 2011 年也报告穿刺活检可能会增加肺癌 I 期患者胸膜转移的风险,尤其是 I b 期患者。这与 Kashiwabara 和 Moon 等人的研究结果相似。因此不少指南建议外科手术治疗时活检穿刺针道、活检残腔应尽量包括在切除范围内。然而,在其他研究中报道的早期肺癌患者的胸膜复发是不受 CT 引导下肺穿刺活检的影响的。以上的几项回顾性研究探讨了术前经皮穿刺活检与早期非小细胞肺癌胸膜复发风险之间的关系,但这些研究中的临床结果仅为局部胸膜的复发,并存在一些争议。Wisnivesky 等人评估了 8607 例手术切除期的非小细胞肺癌发现经皮穿刺活检后患者的总生存率与用其他方法诊断的患者相似,Moon 等人的研究也发现肺癌根治性切除术病理分期 I 期的患者术前行 CT 引导下穿刺活检术可能不影响总体无复发生存率。此外除穿刺活检外,镜下脏层胸膜侵犯和微淋巴浸润也是同侧胸膜复发的重要危险因素,这与最近的研究结果一致。Hu 等人的研究中发现术前经皮穿刺活检不会增加早期非小细胞肺癌患者根治性手术后局部复发及远处转移。

抛开统计学数据分析不谈,既然有转移的理论可能性,临床医师在临床操作过程中就应尽量降低这种概率。目前已更新应用了多种手段,例如同轴活检针的应用;抽吸活检:负压吸引状态下活检,能有效清除活检时导致的出血、组织碎片;最重要的一点是在手术时一并切除活检穿刺针道、活检残腔所在肺组织。穿刺活检本身就是有创检查,也有气胸、血胸等可能的并发症,在考虑穿刺活检前还是要经过充分评估、慎重选择。

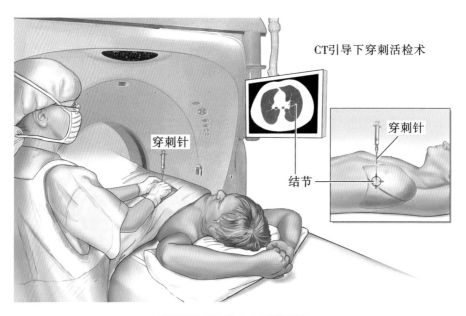

CT引导下肺结节穿刺示意图

（资料来源：National Cancer Institute）

20 肺结节是否都需要做 PET/CT?

不是。

PET/CT,是 PET 和常规 CT 的结合,PET 全名叫正电子发射体层成像(positron emission tomography,PET)。该检查中使用的放射性核素具有灵敏度高、可定量等优点,常见类型是 ^{18}F-氟代脱氧葡萄糖(^{18}F-fluorodeoxyglucose,^{18}F-FDG)。它是葡萄糖的类似物,经与葡萄糖相同的摄取路径进入细胞内,但不能被进一步代谢,而滞留在细胞内。^{18}F-氟代脱氧葡萄糖目前已广泛用于肿瘤疾病诊断。我们都知道肿瘤细胞的生长是不受人体调控的,会疯狂地生长,那么肿瘤细胞生长分裂就会需要大量的能量,继而摄取更多的营养物质。葡萄糖就是很好的能量供应来源。这样 ^{18}F-氟代脱氧葡萄糖就会被肿瘤组织大量摄取,在检查影像上显示浓集,从而通过测定肺结节对 ^{18}F-氟代脱氧葡萄糖摄取的量来判断结节是否为恶性,再结合常规 CT 的解剖学成像来确定位置。标准化摄取值(standardized uptake value,SUV)是 PET/CT 常用的重要参数,反映病灶对放射示踪剂摄取的程度;当 SUV 值>2.5 时,恶性肿瘤的可能性很大,但是也不能完全确定,因为扫描结果阳性也有可能是感染或炎症所致,包括无肺癌的局部感染、肺癌伴相关感染以及肺癌相关炎症。近年来多项研究结果显示,PET/CT 诊断恶性肺结节的敏感度为 72%~94%。

知道了 PET/CT 的用武之地,我们就知道了它的使用时机:区分结节良恶性。《Fleischner 学会肺结节管理指南(2017 版)》与《肺结节诊治中国专家共识(2018 年版)》建议相同:对于不能定性的直径>8 mm 的实性肺结节采用 PET/CT 区分良性或恶性。PET/CT 对纯磨玻璃结节及实性成分≤8 mm 肺结节的鉴别诊断无明显优势。《肺结节评估:亚洲临床实践共识(2016 版)》

建议首先对直径>8 mm 的实性肺结节进行恶性概率评估,概率在 5% ~ 60% 的结节建议行 PET/CT;NCCN 指南建议相似,也是对直径>8 mm 的实性肺结节采用 PET/CT;对 ≥6mm 的部分实性结节也建议行 PET/CT。另外《上海市肺科医院磨玻璃结节早期肺腺癌的诊疗共识(第一版)》还建议对于同期多发肺部结节的术前检查,往往需要行 PET/CT 和(或)头颅磁共振(MRI)排除远处转移。

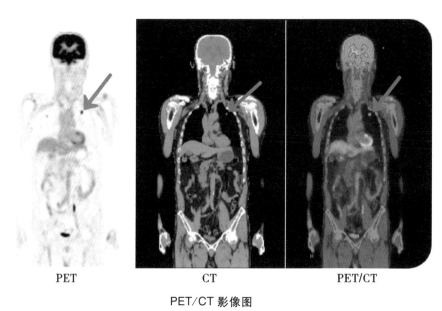

PET　　　　　　　　CT　　　　　　　PET/CT

PET/CT 影像图

(资料来源:JA Nagano Koseiren)

21 肺结节术前检查有哪些？意义是什么？

术前检查是为了判断结节的可切除性，主要评估肿瘤临床分期和患者躯体功能。

1. 评估肿瘤临床分期包括以下几方面。

（1）原发肿瘤评估 ①胸部 CT：重要性不言而喻，对于结节定位、评估结节范围及与邻近器官关系、选择手术切除方式至关重要。②支气管镜：观察气管和支气管中的结节，并取得病理证据（包括在直视下钳取、刷检、肺泡灌洗）；病灶准确定位，对制订手术切除范围、方式有重要意义；发现可能同时存在的气管内原发癌。

（2）纵隔淋巴结评估 ①纵隔镜：全麻下经颈部或胸骨旁局部切口，直视下对气管周围、隆突下区域淋巴结做组织活检，明确有无淋巴结转移。②超声支气管镜：通过气管镜，在超声引导下，对纵隔或肺门淋巴结进行细针穿刺针吸活检，用于肺癌病理获取和淋巴结分期。与纵隔镜检查相比，它具有更加微创的优势。

（3）远处转移情况 ①PET/CT：是利用正常细胞和肿瘤细胞对放射性核素标记的脱氧葡萄糖的摄取不同而显像，恶性肿瘤的糖代谢高于正常细胞，表现为局部放射性浓聚。PET/CT 检查可于肺结节的鉴别诊断、肺癌分期、转移灶检测、疗效评价、肿瘤复发转移监测等。②上腹部超声/CT：排除肝转移和肾上腺转移情况，并排查上腹部脏器有无异常。③头颅磁共振检查：主要对头部进行磁共振成像（magnetic resonance imaging，MRI）检查排除脑转移情况。④全身骨扫描：采用 99mTc 标记的二磷酸盐进行骨代谢显像，是肺癌骨转移筛查的重要手段。

2.评估躯体功能主要包括以下几项。

（1）患者心肺储备功能　①肺功能：包括肺容积、通气、换气、血流和呼吸动力等项目。通过肺功能检查可对患者呼吸生理功能的基本状况做出质和量的评价，用于评估手术风险和术后恢复能力。②心电图：了解是否存在各种心律失常、心肌缺血/梗死、房室肥大或电解质紊乱等情况。③运动平板试验：是判断是否存在心肌缺血及发现早期冠心病的一种检测方法，运动时肌肉需氧量增加，导致心排血量增加，可用于整体评估患者心肺高负荷状态下功能情况。④心脏彩超：评价各心腔大小变化及瓣膜结构和功能，方便快捷地评估心功能。

（2）血液学检查　血常规、电解质、传染病、肝肾功能和凝血情况等。

（3）合并症　①慢性病相关检查（高血压、冠心病、糖尿病相关检查）：根据患者慢性疾病病史检查，评估手术和麻醉风险，例如高血压患者的术前术后常规血压监测；冠心病患者的冠状动脉狭窄状况评估；糖尿病患者的术前术后血糖监测。②下肢深静脉超声检查：排查下肢静脉血栓，用于评估术后严重并发症肺栓塞风险。

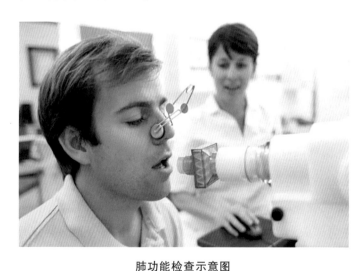

肺功能检查示意图

（资料来源/gettyimages.com）

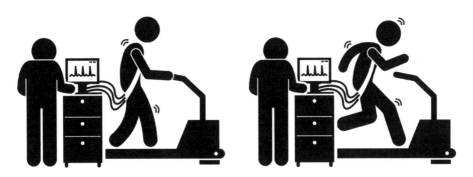

运动平板实验示意图

（资料来源：VectorStock.com）

22 异地做的检查结果可以用吗？

可以，但检查检验结果应符合临床要求。

2006 年卫生部出台了《关于医疗机构间医学检验、医学影像检查互认有关问题的通知》，为了合理、有效利用卫生资源，减少重复检查，切实减轻患者负担，要求医疗机构间检查资料、检验结果互认。医师在工作过程中切身体会到患者"看病难，看病贵"的处境，始终贯彻卫生部的要求，落实好对外单位相应检验、检查结果的认可，避免不必要的重复检查，降低患者的就医费用。

但不开重复检查的前提条件是检查结果需做到操作规范，质量符合要求，诊断明确，临床无异议。以下情形将不列入互认范围：①因病情变化，已有的检验、检查结果难以提供参考价值的（如与疾病诊断不符合等）；②检验、检查结果在疾病发展过程中变化幅度较大的；③检验、检查项目意义重大的（如手术等重大医疗措施前）；④检验、检查结果与病情明显不符的；⑤急诊、急救等抢救生命的紧急状态下；⑥患者或其亲属要求做进一步检查的；⑦其他符合诊疗需要的不可预测情形。

虽然检查检验互认的通知早已下发，但患者在看病过程中，仍常有因医师重复开检查而激发医患矛盾的情形，究其原因其实还是没有做到检查检验互认的前提条件："标准不一致"，不同等级、地区的医疗机构，其仪器设备等硬件和人员素质、内部质量控制等软件方面存在很大差距；当然也不排除部分医师因遗漏患者自带的检查结果而重复开立；还有因患者携带的检查、检验结果间隔日期较长，已不具备参考意义；亦或是带的检查不完整，仅带了报告，未带"片子"。总之，为了保证做过的检查都能起到参考作用，我们建议在门诊求医时完整携带既往做过的检查、检验报告，如在其他医院有住院经历,建议打印完整病历并主动告知医师参考和诊断。

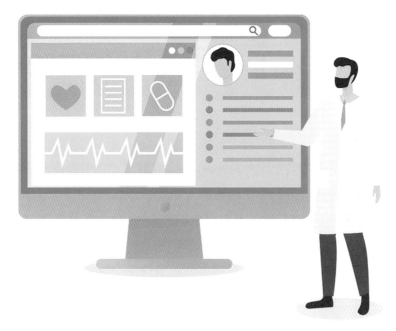

患者门诊检查信息示意图

(资料来源：VectorStock.com)

23 肺结节手术的麻醉方式有哪些?

肺结节切除手术属于胸外科常规手术,麻醉方式几乎都是全身麻醉。

全身麻醉是指麻醉药经呼吸道吸入或静脉、肌内注射进入人体内,产生中枢神经系统的抑制,患者表现为意识消失、全身的痛觉丧失、遗忘、反射抑制和一定程度的肌肉松弛。全身麻醉不同于普通的睡眠,对中枢神经系统、呼吸系统、循环系统以及对伤害性刺激的反应等均产生不同程度的抑制甚至消失。这种抑制是完全可逆的,当药物被代谢或从体内排出后,患者的神志、感觉和各种反射逐渐恢复。为了确保患者的安全,全身麻醉时一般都要求建立人工气道。

根据麻醉药物进入中枢的方式不同,全身麻醉分为吸入全身麻醉、静脉全身麻醉、静吸复合全身麻醉。①吸入全身麻醉:通过呼吸系统吸入的气体麻醉剂(氧化亚氮)或挥发性麻醉剂(如异氟烷、七氟烷、地氟烷等),经过肺循环、体循环到达中枢神经系统,产生麻醉作用。②静脉全身麻醉:指经过静脉注射全身麻醉药(包括镇静药、镇痛药、肌肉松弛药等),对中枢神经系统产生不同程度的抑制,达到镇静、镇痛、意识消失、肌肉松弛等麻醉状态。③静吸复合全身麻醉:指复合应用吸入麻醉药和静脉麻醉药的一种麻醉方法。全身麻醉还可与其他麻醉技术联合应用,称为联合麻醉。如全麻联合硬膜外阻滞麻醉、全麻联合神经阻滞麻醉等。联合应用其他麻醉方法时,镇静、镇痛、肌松作用会有不同程度的协同,操作顺序、管理要点可根据患者情况和手术要求因人而异。

而建立人工气道的方式多采取气管插管,其操作方便、双肺交叉感染风险小且可调节双侧气道。气管插管可保持患者的呼吸道通畅,防止异物进入呼吸道,便于及时吸出气管内分泌物或血液;进行有效的人工或机械通气;便于吸入全身麻醉药的应用。

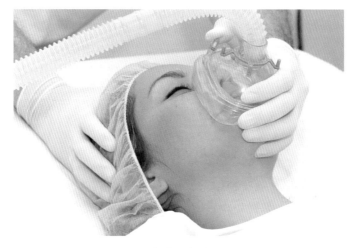

麻醉示意图

（资料来源:todayifoundout.com）

24 得了肺结节,为什么肿瘤标志物却是正常的?

平时,通过体检发现的肺结节大部分都是良性的,所以大部分人如果做了肿瘤标志物检测也都是正常的。对于肺结节是恶性的患者,其肿瘤标志物很多情况下也是正常的。

肿瘤标志物属于血液学检测的一个项目,肿瘤标志物是由肿瘤细胞本身合成、释放,或是机体对肿瘤细胞反应而产生或升高的一类物质。肿瘤标志物存在于血液、细胞、组织或体液中,反映肿瘤的存在和生长,通过化学免疫学以及基因组学等方法测定肿瘤标志物,对肿瘤的诊断、疗效和复发的监测、预后的判断具有一定的价值。虽然我们可以通过检测血清中的肿瘤标记物来评估患者肿瘤发展状况,但使用肿瘤标志物的一个主要缺点是,这些标志物通常只在肿瘤组织附近或疾病处于晚期时浓度升高。

对于肺结节,首先结节这个概念就限制病灶直径在 3 cm 以下,如果结节是肺癌的话,根据分期标准 3 cm 以下的肺癌往往都是早期或中期(小细胞肺癌可能分期较晚)。因此,在临床上使用肿瘤标志物检测早期肺肿瘤仍然是非常困难的。

那么对于胸外科医师来说肿瘤标志物的用处在哪呢? 术前肺癌筛查,术后监测有无复发。肿瘤标志物对于肺癌筛查意义较大,对于未定性的肺结节或肺部占位,结合肿瘤标志物检测可以更好地判断良恶性,从而帮助决定选择随访还是积极手术。如对于某肺结节患者,其肿瘤标志物检测指标升高,那么恶性概率较高,临床医师可能建议直接手术切除。对于肺癌术后的患者,在门诊临床医师往往也会常规复查肿瘤标志物,就是为了排查肿瘤有无复发可能或转移倾向。

25 肺结节的手术方式有哪些?

　　肺结节的手术方式主要根据结节大小、性质、位置、患者身体情况等因素决定。手术方式一般有肺叶切除术、肺段切除术、楔形切除术、袖式切除术等,根据结节良恶性附加淋巴结清扫或者采样术。以上术式目前多在胸腔镜或者机器人辅助下进行。另外还有射频消融术等。

　　肺结节是否需要手术和手术方式的选择,最终还是要回归到结节本身决定,即该肺结节是什么疾病? 对于良性肺结节,一般不推荐手术切除。但特定疾病引起的良性肺结节也需手术切除,如内科治疗无效反复发作的肺脓肿、肺结核球、寄生虫病等疾病,术式的选择根据结节大小、位置选择肺叶切除术、肺段切除术或楔型切除术。

　　对于恶性肺结节,即肺癌,手术方式和具体要求相对明确。针对非小细胞肺癌,如 NCCN 指南建议对于大多数的非小细胞肺癌患者,首选解剖性肺叶切除、亚肺叶切除术。中国临床肿瘤学会(Chinese Society of Clinical Oncology,CSCO)指南建议对于Ⅰ、Ⅱ期非小细胞肺癌建议解剖性切除+肺门及纵隔淋巴结清扫;亦可手术的Ⅲ期局部晚期患者建议新辅助化疗降期后行手术治疗。

　　针对小细胞肺癌,因其恶性程度高,早期极易发生远处转移,手术考虑更为慎重,需要充分评估肿瘤分期。CSCO 指南提到对于Ⅰ、Ⅱ期患者可能从手术中获益,数据显示手术组和非手术组患者 5 年生存率范围分别是 27%~73% 和 4%~44%,手术方式方面,多项回顾性研究的亚组分析均显示肺叶切除组的生存优于楔形切除组。NCCN 小细胞肺癌指南也建议对于临床评估Ⅰ-ⅡA 期患者,如纵隔淋巴结活检阴性,建议首选肺叶切除术加纵隔淋巴结清扫术后续辅助放化疗等其他治疗方法;对于纵隔淋巴结无法评估或阳性的患者则建议非手术方式治疗。对于考虑恶性结节无法耐受正常手术的患者可选择射频消融术治疗。

目前随着人们对肺部健康的重视,体检发现肺部结节越来越常见。对于考虑恶性的肺结节,若患者有肺储备不足或其他主要合并症不适合肺叶切除术或结节小于 2 cm 表现为原位腺癌组织学特点,CT 显示≥50% 结节为磨玻璃样或肿瘤倍增时间≥400 天,首选亚肺叶切除术(肺段切除术或楔形切除术)。亚肺叶切除(肺段切除术和楔形切除术)应达到肺实质切缘≥2 cm 或≥结节的大小;亚肺叶切除术在不显著增加手术风险的情况下,还应对 N1 和 N2 淋巴结站进行取样活检。《上海市肺科医院磨玻璃结节早期肺腺癌的诊疗共识(第一版)》建议如病灶位于周边"优势部位",行肺楔形切除;如病灶位置较深,但仍位于某一个肺段内,行亚肺段或肺段切除;病灶处于多个肺段之间或支气管根部,切除需要联合肺段切除或肺叶切除。手术切缘应符合基本肿瘤学原则,根据术中冰冻病理结果决定是否需要扩大切除及淋巴结清扫。

目前临床上较常见的小于 2 cm 的磨玻璃结节的患者,在不显著增加手术风险的情况下,选择亚肺叶切除(肺段切除术和楔形切除术)优于肺叶切除。亚肺叶切除(肺段切除术和楔形切除术)需要达到肺实质切缘≥2 cm 或≥结节的大小,这样既保证了肿瘤的安全切缘,又尽最大能力保留患者肺功能,对患者肺功能影响更小,更有利于患者的术后恢复。楔形切除适应证较少,只适应于病灶位于周边"优势部位"的手术,如结节位于肺外 1/3,结节距离肺表面比较表浅,结节容易定位的患者。楔形切除最重要的一点就是找到结节的大致位置,在肺上标记,根据术者的经验去切除足够的肺组织,整个过程依靠的是术者的经验,粗犷地切除。优点是手术简单,缺点是不够精准,太依靠术者的经验,对周围肺组织压榨明显,结节有可能不能精准地切除或者切缘不充分或者肺切除得过多。肺段切除术是较精准的切除,只切除有病变的特定肺段,保留该肺叶其余的正常肺段组织的手术。一个肺叶由多个肺段组成(肺段由多个亚段组成),肺段作为相对独立的解剖单元,也有着相对独立的肺功能。肺段(亚段)切除的优势是既可以精准地切除楔形切除无法切除的较深的肺结节,又保留了较多功能正常的肺组织,对结节周围正常的肺段功能影响较小,克服了楔形切除的弊端。肺段切除难点在于肺段血管和支气管均深藏在肺组织中,而且变异大,此外肉眼不易分辨各肺段的界限,因此肺段切除术具有一定的手术难度。

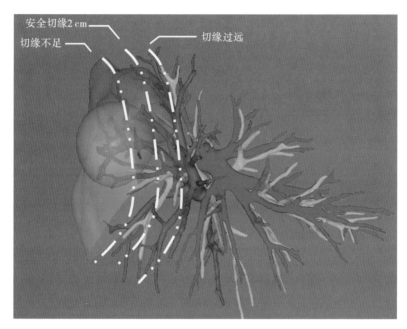

楔形切除切缘的不确定性

(资料来源:郑州大学第一附属医院)

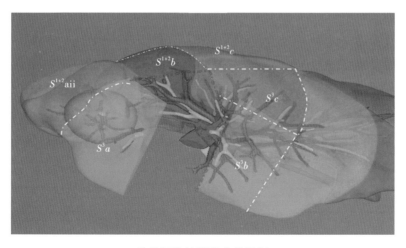

肺段切除的精准术前规划

(资料来源:郑州大学第一附属医院)

近年来郑州大学第一附属医院在单孔胸腔镜肺段(亚段)切除领域已经突破技术难点,能在单孔胸腔镜下完成所有肺段手术,逐渐总结出了自己的单孔胸腔镜肺段切除经验:靶段的定点定向技术、段间平面的分层修剪技术。肺段切除手术的优点在于精准,利用三维重建技术把肺的动静脉、支气管精准重建,根据三维重建结果做术前规划,按照术前规划进行肺段(亚段)动静脉、支气管的精准离断,利用分层修剪技术修剪段间平面,从而达到与术前规划一致的断面结构,段面尽量舒展便于余肺的复张。单孔胸腔镜精准肺段(亚段)切除达到了微创、彻底切除、肺功能保护完美统一,是一部分肺结节手术的最佳手术方式。

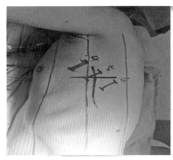

单孔肺段切除的核心
靶段的定点定向技术:

• 定点:单孔(支点)的选择

• 定向:段门向肺表面扇形推进

• 方法:撬门(分层修剪技术)

• 原则:单孔-段门(杠杆原理、就近原则)

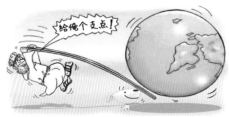

靶段的定点定向技术

(资料来源:郑州大学第一附属医院)

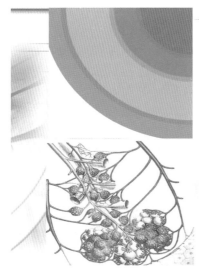

单孔肺段切除的核心
段间平面的分层修剪技术：

- 段门雕刻（精修）

- 段门标记离断-（撬门）

- 能量器械分离降维修正（扇形推进）段间平面

- 段面成型：缝合器裁剪（蓝钉的切除高度）

压稳、博学、精業、创新

段间平面的分层修剪技术

（资料来源：郑州大学第一附属医院）

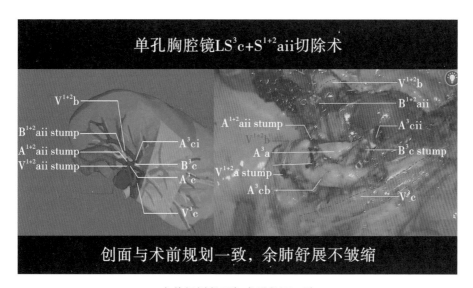

术前规划段面与术后段面一致

（资料来源：郑州大学第一附属医院）

26 什么是术中快速冰冻病理？

　　术中快速冰冻病理是手术进行过程中病理科医师做出的初步病理报告。当临床医师在手术前无法确定肺结节良恶性时，在手术中一旦将肺结节所在组织切下就立刻送往病理科进行检验，被切除的肺组织会经低温快速冷冻，凝固后进行切片、染色，然后由病理科资深教授现场阅片。他们根据显微镜下结节内部组织结构、细胞形态等诸多细节进行综合分析并给出初步判断，签发快速冰冻病理报告。该过程往往不到30分钟，因为此时手术室内患者仍在麻醉状态，主刀医师、麻醉医师、护士等整个手术团队均在等待快速冰冻病理报告，只有报告之后，主刀医师才会决定下一步手术方案。

　　胸外科医师申请术中快速冰冻病理往往是为了确定结节的良恶性，从而决定后续的手术方案，如果结节是良性，那就不用继续清扫肺门和纵隔的淋巴结，更不用扩大肺的切除范围，手术就可以马上结束，减少了麻醉持续时间，这样可以将对患者的手术创伤降到最低，从而使患者更快地恢复。如果结节是恶性，就需要继续手术，综合评估是否需要行扩大肺叶切除术和淋巴结清扫术，这就确保了手术切除的根治性，降低患者术后出现复发的概率。

　　特别是早期周围型肺腺癌患者，术中快速冰冻病理使其获得更为精准安全的手术结果；基于精准冰冻病理结果的亚肺叶切除术也能达到与肺叶切除术相同的治疗效果，复发率低，使手术创伤和治疗效果的平衡更为合理。

　　不过也正因为术中快速冰冻病理的快速性，使其准确性相对术后常规病理有所降低。因为术后常规病理诊断，靠的不仅仅是教授的眼睛，术后常规病理组织采样点更加广泛，再加之各种标志蛋白的检测，标记基因的检测，使其准确性有质的提升。所以这也是为什么临床当中会有部分患者术中冰冻病理的结果与术后常规病理结果不一致的现象。

27 机器人能做肺结节手术吗?

当然能。首先我们要了解的是,机器人手术并非真的是一个机器人在给人做手术,更贴切的比喻应该是主刀医师装了3个甚至4个智能手臂在做手术。

达芬奇机器人的3D视野、灵活的关节活动以及操作的精准性使得其操作更接近开胸手术,在缝合及精细操作上的优势显著,因此在复杂手术的诊疗方面应该具备胸腔镜无法比拟的优势。达芬奇机器人系统由3部分组成:主刀医师操控台,床旁机械臂系统,成像系统。手术当中主刀医师在操控台通过手操控杆和脚踏板控制机械臂,床旁除机械臂外还有2名手术助手协助,负责器械臂和3D镜头的调整、手术耗材的安装和更换等工作。达芬奇机器人辅助手术较传统腔镜手术益处明显:术者目镜中显示三维立体结构,术野呈放大状态,解剖结构更加明显;系统还具有滤除人手抖动功能,使手术更安全;机器人操作手臂拥有7个方位的活动范围,器械细小,能在狭窄空间进行精细操作,使得手术造成的出血和创伤也会减少;镜头及器械均由主刀医师控制,协调性更强。

自2009年中国大陆第一例达芬奇手术机器人胸外科手术开始,至今已有十余年历史,在达芬奇机器人技术的不断进步及胸外科医生的共同不懈努力下,达芬奇胸外科手术无论在数量、质量以及难度方面,均有显著的提高。罗清泉教授团队回顾性分析了上海市胸科医院肺部肿瘤临床医学中心2013年5月至2016年4月3年间的连续1075例接受肺叶切除治疗的Ⅰ期肺癌患者(其中237例机器人手术、838例胸腔镜手术)资料,与胸腔镜组对比发现,机器人组在清扫淋巴结数目、术后引流管留置时间、术后1天引流量以及术后住院时间方面要显著优于胸腔镜组。郑州大学第一附属医院胸外科收集的 2017 年 12 月至 2018 年 11 月收治的 80 例肺结节患者,胸腔镜组与机器人组患者资料对比趋势与上海报道一致。机器人辅助下手术在各科室的手术使用范围还在不断扩展,相信随着技术的不断提升,其优势会愈发明显。

28 肺结节术后住院期间有哪些注意事项？

这个问题其实更多是面向家属，肺结节术后的患者经过全身麻醉、肺部手术创伤，身体各系统功能需要时间恢复，这时候非常需要家属的悉心照料，但除了主观上要耐心照顾以外，也应遵循正确、科学的方法。肺结节术后患者的完全康复，包括很多方面：创面切口的愈合、呼吸功能的恢复、预防术后并发症、心理心态的康复等。

与创面愈合相关的注意事项：①饮食。伤口的愈合需要足够的营养物质供应，特别是高质量蛋白质的补充，很多患者因麻醉及术后镇痛药的作用导致恶心、呕吐、食欲下降，术后查血往往发现蛋白水平降低，所以家属需要有意识地去增加患者高蛋白食物的摄入，但是又不能操之过急。因为患者术后胃肠功能没有完全恢复，过早摄入蛋白质只会在胃肠道集聚难以消化造成腹胀，具体饮食指导详见第41问。②手术切口的保护。肺部手术切口贯穿整个胸壁，从皮肤到肌肉、肋间隙一直到胸腔，手术医师在患者术后回到病房前常已在切口处贴好无菌纱布敷料，并在术后定期进行消毒更换。但是很多患者会因活动不慎将敷料蹭掉，特别是爱出汗的患者，应注意敷料的保护。还有胸腔引流管的孔贴，极易出现渗湿而脱落，一旦发生脱落应及时告知管床大夫进行消毒和更换。

呼吸功能的恢复：①主动咳嗽。医师给肺部做手术，就像是修车师傅修轮胎，首先要把轮胎先放气再修，同样肺在手术时也会被放了气，手术完成后再充气复张，但是多多少少没有术前膨胀得好。所以在胸外科病房，医师经常会让患者多咳嗽，以通过咳嗽时产生的张力促进肺部更好地膨胀；促进排出肺内积攒的痰液；另外还有促进胸腔渗出液排出的作用。因为胸腔就像轮胎的外胎,里面的液体不排出来,内胎(肺)也不能很好地膨胀。在临床中,医师还会让患者通过吹气球来增加肺内压力促进肺复张,其实原理跟咳嗽相同。②注意引流管的通畅。为了让引流液顺利地流进引流瓶,家属还要注意胸腔引流管的通畅,因为胸腔除了渗出液也会有很多絮状物沉淀,容易导致引流管堵塞,术后家属如看到管内有明显的絮状物,可对引流管进行挤压,防止絮状物黏附管壁堵塞引流管;还要注意在活动过程中避免引流管扭转而导致堵塞;另外也要特别注意活动中不能拉扯引流管,以免造成引流管脱落或侧孔脱出导致气胸。③除了主动咳痰,术后护士还会培训家属使用振动排痰仪帮助患者排出肺深部痰液,特别是对咳嗽无力的老年患者。

预防术后并发症:肺术后的患者常见并发症有肺不张、肺内感染、胸腔积液、皮下气肿、气胸等,严重者还有支气管胸膜瘘、肺栓塞等。术后并发症的预防一方面在于医师手术的规范操作及术后药物的预防。如使用低分子肝素预防血栓,使用雾化药物化痰、排痰,及时复查胸片观察肺复张情况等。另一方面需要患者主动预防,除了上面提到的呼吸功能锻炼,还要适量运动。不能因为术后伤口疼痛而不下床活动。适量活动可促进血液循环,预防血栓形成导致严重的肺栓塞和坠积性肺炎。

心理康复和心态调整:医师在查房时应耐心倾听患者诉说,指导患者做好康复训练,告知患者心理因素对术后并发症的影响,消除患者的紧张情绪,树立战胜疾病的信心。家属多给予陪伴和关心,以此避免患者产生孤独感,满足患者的心理需求。

29 患有糖尿病，住院期间该注意什么？

围手术期的血糖异常，包括高血糖、低血糖和血糖波动，均会增加手术患者的死亡率，增加感染、伤口不愈合以及心脑血管事件等并发症的发生率，延长住院时间，影响远期预后。血糖的控制有利于减少外科患者术后感染等并发症，但控制过于严格（如降至"正常"范围）则会增加低血糖风险。围手术期合理的血糖监测和调控是医师诊疗过程中的一个重要方面，同时离不开患者及家属的良好配合。所以，接下来将详细讲解患者及家属在手术住院期间需要注意的方方面面。

首先是手术前注意事项：糖尿病患者术前应维持糖尿病饮食，同时将原有降糖方案过渡至胰岛素皮下注射并开始规范血糖监测。磺脲类和格列奈类口服降糖药可能造成低血糖，术前应停用至少 24 小时；二甲双胍有引起乳酸酸中毒的风险，肾功能不全者术前停用 24～48 小时。术前住院时间超过 3 天的患者可在入院后即换用短效胰岛素皮下注射控制血糖，术前调整到适合的剂量。入院前长期胰岛素治疗者，方案多为控制基础血糖的中长效胰岛素联合控制餐后血糖的短效胰岛素皮下注射。长时间大手术、术后无法恢复进食的糖尿病患者，手术日换用短效胰岛素持续静脉泵注控制血糖。术前控制餐前血糖≤7.8 mmol/L，餐后血糖≤10.0 mmol/L。一方面，手术风险越高，术前血糖控制达标的重要性越强。另一方面，术前血糖长期显著增高者，围术期血糖不宜下降过快。因此，应当综合评估风险，合理选择手术时机，可适当放宽术前血糖目标上限至空腹≤10.0 mmol/L，随机或餐后 2 小时血糖≤12.0 mmol/L。另外应避免术前不必要的长时间禁食。糖尿病患者择期手术应安排在当日第一台进行。禁食期间注意血糖监测，必要时输注含糖液体。由于术前精神紧张应激，手术患者发生低血糖的风险低于普通住院患者。

再者是术后血糖监测：术后因疼痛应激、感染、肠内外营养液输注，是血糖波动的高危时期，也是血糖管理的重要时期。术后能正常饮食的糖尿病患者应监测空腹血糖、三餐后血糖和睡前血糖。术后血糖应控制在 7.8 ~ 10.0 mmol/L，不建议控制过严。正常饮食的患者控制餐前血糖≤7.8 mmol/L，餐后血糖≤10.0 mmol/L。心胸外科术后且 2 次血糖>8.3 mmol/L 的患者应使用静脉胰岛素控制血糖，病情稳定后过渡到皮下注射胰岛素。根据过渡前静脉泵速推算皮下胰岛素剂量。皮下注射和静脉泵注应有 2 小时左右的重叠，便于平稳过渡。积极预防术后恶心、呕吐，尽早恢复正常饮食，防止因为饥饿原因而使酮症酸中毒情况发生，根据进食情况逐步增加餐前短效胰岛素剂量。

最后是出院前的准备：长期胰岛素治疗的患者在出院 1 ~ 2 天恢复原有方案；饮食规律、器官功能稳定后，如无禁忌证，可恢复口服降糖药；二甲双胍在肾功能稳定后加用，并且不早于术后 48 小时。对于住院期间新发现的糖尿病患者以及调整了治疗方案的患者，术后应去内分泌科复诊。

30 患有高血压，术前、术后该注意什么？

高血压病是一种全身性疾病，围手术期合并高血压病患者行外科手术危险性很大，外科疾病、手术创伤、麻醉和心理因素等影响均可加重高血压的病情，甚至诱发血压急剧波动、脑血管意外、心肌梗死、充血性心力衰竭和肾衰竭等严重后果，直接关系患者的安危和手术效果。术前准备不充分可能给患者带来较大风险，延误手术时机。术前准备中对患者高血压的危险因素分析、分级、治疗方案的摸底和调整，术中术后对血压的控制是外科医生、麻醉医生的重要任务之一。这里我们主要讲一下患者及家属需要注意的地方。

第一是在手术前，患者应继续遵循高血压防治建议的生活方式，包括提倡健康生活方式，消除不利于身体和心理健康的行为和习惯。如减少钠盐摄入，每日控制在 6 g 以下；增加钾的摄入，增加膳食中钾摄入量可降低血压；进食清淡、易消化食物，提倡多吃低热量、低糖、低胆固醇的食物，以水果、蔬菜、低脂奶制品、富含食用纤维的全谷物、植物来源的蛋白质为主，少吃动物脂肪和内脏；同时注意多吃富含钾、镁的食物，如鱼、牛奶、水果等；吸烟者戒烟，烟草中的尼古丁可刺激交感神经，使血管收缩血压升高，被动吸烟也会显著增加心血管疾病风险，戒烟虽不能降低血压，但戒烟可降低心血管疾病风险；另外要训练有效的咳嗽、咳痰，以利于术后排出呼吸道分泌物，预防坠积性肺炎等并发症；过量饮酒显著增加高血压的发病风险，且其风险随着饮酒量的增加而增加，限制饮酒可使血压降低；要适当锻炼，研究发现高血压患者定期锻炼可降低心血管死亡和全因死亡风险。因此，建议非高血压人群（为降低高血压发生风险）或高血压患者（为了降低血压),除日常生活的活动外,每周 4 ～ 7 天,每天累计 30 ～ 60 分钟的中等强度运动(如步行、慢跑、骑自行车、游泳等)。

第二是血压控制,术前患者应继续规律服用降压药物,但部分降压药物应停用或由医师更换:①抗去甲肾上腺素能神经末梢药(如利血平),因该类药物通过交感神经递质耗竭使心输出量下降达到降低血压的目的,麻醉中可出现严重低血压和心动过缓。②排钾性利尿剂(氢氯噻嗪),排钾性利尿剂通过利尿作用降低血容量从而起到降压目的,但如不及时补充钾离子可致低钾血症,麻醉过程中可诱发心律失常甚至心脏停跳,一般主张术前停用 2 ～ 3 天或调整并注意补钾。③血管紧张素转化酶抑制剂(卡托普利),可使血管张力降低,血管扩张从而降低血压,但近年来发现此类药物导致血流动力学不稳定,增加围手术期肾衰、房颤风险,建议术前停用 24 小时。血压控制的目标建议:年龄<60 岁患者血压应控制<140/90 mmHg;年龄≥60 岁,如不伴糖尿病,收缩压应<150 mmHg;高龄患者(>80 岁),收缩压应维持在 140 ～ 150 mmHg,如伴糖尿病,血压控制目标<140/90 mmHg。进入手术室后血压仍高于 180/110 mmHg 的择期手术患者,建议推迟手术。术前重度以上(>180/110 mmHg)高血压者,不建议在数小时内紧急降压治疗,否则常带来重要靶器官缺血及降压药物的副作用。原则上对轻、中度高血压(<180/110 mmHg)可进行手术。

患者术后意识恢复的过程中,疼痛刺激、吸痰、呛咳、低氧或高碳酸血症、拔管、恶心、呕吐等因素,都可能引起强烈的心血管反应。由于患者焦虑、烦躁,此期血压升高的程度甚至比诱导插管时更剧烈,如不及时处理,则可导致心肌缺血、心律失常,甚至心肌梗死、脑血管意外等严重并发症。对年老、体弱、心功能不全的患者可用硝酸甘油缓慢降压。如术后常用降压药无法很好控制血压,可使用静脉降压药物,即刻目标是在 30 ～ 60 分钟内使舒张压降至 110 mmHg,或降低 10%～15%,但不超过 25%。

31 患有冠心病,能做肺结节手术吗?

冠心病是由于冠状动脉粥样硬化使管腔狭窄或闭塞导致心肌缺血、缺氧或坏死而引发的心脏病。在世界范围内,非心脏外科手术相关的并发症每年总发生率为 7%~11%,死亡率为 0.8%~1.5%,这些并发症中高达42% 属于心脏并发症。外科手术及麻醉时会增加患者的心肌耗氧、减少心肌氧供,可能诱发心肌缺血,引发不良心血管事件。冠心病围术期并发症的发生风险取决于多种因素,包括患者术前的一般情况、合并的临床情况、实施外科手术的紧要性、外科手术的大小、手术类型及其持续时间等。下列患者心脏并发症发生风险明显升高:明确诊断或无症状缺血性心脏病、左心室功能不全、心脏瓣膜病、心律失常、既往有较长时间的血流动力学不稳定及心脏负荷状态的外科手术患者。

胸科手术中出现冠心病并发症较为凶险,特别是对于隐匿性心肌缺血患者风险极大,所以在胸科手术前,医师往往会对患者进行初筛,常规进行心电图检查、运动平板实验,如有异常进一步行冠脉 CTA 检查或冠脉造影术,并请心内科协助会诊评估风险。大部分病情稳定患者能够耐受低危和中危手术,无须额外评估,但某些患者则需多学科专家团队会诊进行综合评估(包括麻醉师、心内科医师、外科医师及其他必要人员)。优化术前及术后的药物治疗可以明显减少患者围术期并发症的发生。

《冠心病合理用药指南(第 2 版)》对冠心病合并外科手术患者药物使用进行了详细指导。冠心病患者若近期正在服用 β 受体阻滞剂(如阿替洛尔、比索洛尔等),推荐围术期继续使用;冠心病或有明确心肌缺血证据的高危患者,如尚未使用 β 受体阻滞剂,在择期外科手术前可考虑根据心率和血压使用 β 受体阻滞剂,注意剂量调整;不推荐手术前短时间内不经剂量调整而直接应用大剂量 β 受体阻滞剂治疗。择期外科手术患者如考虑进行 β 受体阻滞剂治疗,应在术前至少 2 天(争取 1 周)起始,由较小剂量开始,按心率和血压逐步上调剂量,围手术期目标心率为 60~80 次/分钟,同时收缩压>100 mmHg,术后继续应用。

对于冠心病患者若外科手术前已服用他汀类药物(阿托伐他汀、瑞舒伐他汀),推荐围手术期继续服用;尚未应用他汀类药物的患者也建议加用。应用他汀类药物应将患者的低密度脂蛋白胆固醇(LDL-C)控制在<1.8 mmol/L,经他汀类药物治疗后仍不达标者,可将基线 LDL-C 水平降低 50% 作为替代目标。

若患者有明确的缺血导致的心绞痛症状,可加用硝酸酯类药物(硝酸甘油、硝酸异山梨酯以及 5-单硝酸异山梨酯等),预防和控制患者心绞痛的发作,改善患者心肌缺血。但应避免低血压等不良反应的发生,尤其在与 β 受体阻滞剂等药物联用时。

抗血小板药物(阿司匹林、氯吡格雷、替格瑞洛)的应用十分常见,但二者却是增加外科手术围手术期出血发生率的独立危险因素,因此术前必须对患者的出血风险和血栓风险进行综合全面的评估,权衡利弊后决定如何用药。预期外科手术术中止血困难,应考虑暂停使用阿司匹林。正在服用 $P2Y_{12}$ 受体拮抗剂(氯吡格雷、替格瑞洛等)的患者,如临床情况允许,且不存在缺血事件高风险,应停用替格瑞洛或氯吡格雷 5 天后手术;对于介入治疗术后的冠心病患者,若拟行外科手术,除非阿司匹林相关的手术出血有致命风险,否则推荐阿司匹林在裸金属支架置入后使用 4 周、药物洗脱支架置入后使用 3~12 个月;对于介入治疗术后的冠心病患者,若拟行外科手术,除非 $P2Y_{12}$ 受体拮抗剂相关的手术出血有致命风险,否则推荐该类药物在裸金属支架置入后使用 4 周、药物洗脱支架置入后使用 3~12 个月。

抗凝药物治疗(普通肝素、依诺肝素、达肝素及那曲肝素、比伐芦定及磺达肝癸钠等)会明显增加外科手术围手术期的出血风险,若患者抗凝治疗的预期获益大于其出血风险,则应在综合评估后在围手术期继续维持原抗凝治疗方案或适当调整后继续抗凝治疗;对于血栓风险低危的患者应在术前停用抗凝药物,以减少术中出血并发症的发生。

32 肺结节术后确诊是肺癌,该告诉患者实情吗?

患者得知罹患肺癌之后的心理过程非常复杂,常出现不同程度的情绪障碍,其主要表现为对自身所患疾病的怀疑、否认、恐惧、怨恨、沮丧、焦虑、抑郁和对抗治疗。有文献报道,抑郁可使癌症患者的存活时间减少10%~20%。因为紧张、压抑可以影响激素的正常分泌活动,影响机体的神经免疫调节功能,削弱机体防御功能,从而加速癌症进展。

那么该不该告诉他/她实情呢?

随着现代医学的发展,人们对癌症等"不治之症"的观念和态度已发生了较大的变化,相关研究发现部分患者在十分清楚自己所患疾病及预后的情况下,仍然对治疗持乐观态度。若一味地坚持对患者隐瞒病情,其实际效果将与保护患者身心的良好愿望相违背,只会加重患者的心理负担,在怀疑、猜测、恐慌、不安中度日,甚至影响患者对医务人员的信赖。

即使家属和医护不告知病情,患者在入院时通过观察医护人员与家属接触和谈话表情,以及各项检查的异常项目,自己网上搜索,也可能猜中真实病情。新入院的患者发现自己的治疗与病友相同,再加之化疗药的反应常较严重,对癌症稍有一点知识的人,都会很快知道自己的真实病情。故要长期保密几乎是不可能的,与其让患者长期猜测,试图从侧面了解一些病情,不如一开始就主动地有分寸地把诊断告诉患者。

但我们应讲究方式方法,根据患者对疾病的不同认识程度,其职业、性格特征、文化程度和心理承受能力,结合病情的轻重、患者的精神状态,通过适当的方法,使患者逐步在思想上有所准备,选择机会告诉患者所患疾病的真实情况,并给予耐心的劝导、解释、安慰和鼓励,使患者有信心配合治疗。对于那些焦虑和恐怖反应较大、感情脆弱者，家属应与医护配合尽可能隐瞒真实病情，以防止心理负担过重，造成严重心理障碍。医护人员也应与家属沟通，把患者的病情、治疗方案、医疗风险、治疗效果、医疗费用、预后以及它们之间的相互关系对家属作全面仔细的交代，取得家属的认可，并要尊重家属的意愿，选择告知患者的方式和时机。因为家属最了解患者的心理特征、挫折忍受力、生活态度和平时对癌症的认知程度等，否则可能会对患者造成不利的影响，也会使其家属造成误解，引起不必要的纠纷。

33 胸腔引流管一直有液体排出，是感染了吗？

一般不是，需要根据引流量、引流液颜色综合判断。胸腔引流管是术后将积聚在胸腔内的渗出液和气体排出体外的管路，引流液的多少、颜色能直观反映肺和纵隔组织的恢复状态，所以观察引流量和颜色的变化十分重要，常用于监测术后出血情况，也是胸外科医护查房的重点。

相比医护人员，患者和家属观察引流瓶的时间更多，所以对胸腔引流有所了解可帮助监测患者术后状态，帮助医师发现并发症的早期迹象并及时处理。术后引流液颜色为鲜红色逐渐变为淡红色，且前 5 小时引流量每小时应小于 100 mL，24 小时少于 500 mL。术后若出现胸腔感染，患者往往伴有高热、寒战，引流液呈浑浊状，可进行胸水细菌涂片和培养进一步确诊；胸腔手术后的第一天胸腔引流液渗出 500 mL 左右属正常范围；注意保持引流管通畅（时常挤压引流管内的液体，防止瘀滞进而堵塞管腔）；另外可观察记录每小时引流量和血压、脉搏、体温的变化，在查房时告知医师。若引流液呈深红色血性，且引流量每小时超过 200 mL，持续 3 小时，应立即告知医师进行处理；全肺切除术后患者引流管应夹闭以减少纵隔摆动，术后 2 小时、4 小时及次日早晨定期开放，观察引流渗血情况；如患者进食后引流量增多，且呈血浆样或乳白色，应考虑乳糜胸的可能性，及时告知管床医师。随着术后时间的延长，引流量会逐渐下降，但不会降为 0，因为肺表面浆膜会自然分泌浆液起到润滑作用利于肺部扩张，所以术后只要带着引流管，都会有引流液流出，正常应为淡黄色血清样。

另外还有引流瓶的注意事项：活动过程中应避免引流管扭曲打折；避免引流瓶倾倒；引流瓶内水柱波动为 2～6 cm；若水柱与水平面持平且静

止不动,提示管腔漏气,使之与大气相通,或管道扭曲、受压;若水柱在水平面上静止不动,提示肺已复张,胸腔内负压已建立;若水柱在水平面以下静止不动,说明胸腔内呈正压,有气胸可能性;深呼吸或咳嗽时引流瓶内若出现气泡提示有气胸或胸腔内气体仍未排空。

拔除胸腔引流管的指征:24 小时内无气泡溢出,引流量在 70 mL 以下,经 X 射线或 CT 检查肺膨胀良好,无积气积液者即可拔除引流管。全肺切除术后视引流液多少决定是否拔除,倘若胸腔积液少且呈淡红色血清样,术后 24 ~ 48 小时即可拔除引流管。

34 肺结节术后需要化疗吗?

不一定。良性肺结节不需要化疗(肺结核除外),而恶性肺结节(即肺癌)术后需要根据病理分期和患者身体状况决定是否化疗。

化疗,即化学治疗,是利用化学合成药物杀伤肿瘤细胞、抑制肿瘤细胞生长的一种治疗方法。传统化疗药物主要通过影响肿瘤细胞的核酸和蛋白质结构与功能,直接抑制肿瘤细胞增殖和(或)诱导肿瘤细胞凋亡。目前临床应用的化疗药物均属细胞毒性药物,也就是直接破坏细胞结构的药物。由于肿瘤细胞与正常细胞间缺少根本性的代谢差异,因此,所有化疗药物都可不同程度地损伤正常细胞,从而出现各种毒副反应。毒副反应包括:①骨髓抑制。多数细胞毒类抗肿瘤药物最常见的不良反应及剂量限制性毒性,化疗药物可诱导骨髓中分裂旺盛的造血细胞凋亡,主要包括白细胞、血小板和红细胞数量的减少。②胃肠道反应。化疗药物刺激胃肠道或刺激大脑呕吐中枢可引起恶心、呕吐;对细胞分裂旺盛的口腔黏膜细胞的直接损伤和继发性感染可导致口腔黏膜炎;对肠道黏膜的急性损伤导致的肠道吸收和分泌失衡可引起腹泻。③脱发。化疗药物可以损伤产生头发的增殖期毛囊细胞,可以导致暂时性或永久性的脱发。脱发可发生于化疗后的数天至数周内。④其他毒副作用还有对心脏、肝、肾、肺等器官的毒性作用等。所以在化疗前后医师往往常规监测患者肝肾功能,电解质等血液学指标。

肺癌的化疗分为新辅助治疗(术前),辅助化疗(术后)和系统性化疗。那么我们这个问题所指的就是术后的辅助化疗。肺癌标准化疗方案是包含铂类药物(顺铂或卡铂)的两药联合方案,化疗疗程一般是 4 个周期。

对于病理是非小细胞肺癌的肺结节,中国临床肿瘤学会指南建议对于可行手术的患者,从病理ⅡA期往后的非小细胞肺癌患者即建议辅助化疗;而美国NCCN指南则是从对ⅠB期的具有高危因素的患者开始建议化疗,高危因素包括低分化肿瘤、血管浸润、楔形切除、肿瘤>4 cm、脏层胸膜受累和淋巴结状态不明等情况。

　　对于病理是小细胞肺癌肺结节,目前NCCN指南和CSCO指南建议相似,即使可以手术,术后也都需要化疗或放疗。

35 化疗出现副作用的对症治疗方法有哪些?

中国抗癌协会肿瘤临床化疗专业委员会针对化疗常见副作用,结合国内外最新研究进展,制定了适用于我国现状的共识意见以指导临床治疗。接下来对常见的几个副作用的指导治疗意见分别进行解读。

1. 化疗引起的恶心、呕吐显著影响患者的生活质量,降低患者抗肿瘤治疗的依从性,从而影响疗效。严重的恶心、呕吐还可能导致脱水、电解质紊乱、自理能力下降、功能性活动受限、营养缺乏、焦虑、体力状况评分降低、伤口裂开、食管黏膜撕裂、治疗耐受性降低等严重后果。呕吐反应的发生率主要与所使用化疗药物的致吐性相关,临床普遍采用的是 4 分级法,区分药物致吐性等级,而肺癌常用的药物如顺铂、卡铂属高度致吐风险(呕吐发生率>90%);奈达铂、奥沙利铂属中度致吐风险(呕吐发生率30%~90%);多西他赛、依托泊苷、吉西他滨、培美曲塞、紫杉醇属低度致吐风险(呕吐发生率10%~30%)。肺癌化疗常用的顺铂所致呕吐常在化疗后48~72 小时达到高峰,可持续 6~7 天。除化疗药物致吐等级不同外,还有多种因素会增加恶心、呕吐发生风险。主要包括化疗相关因素(大剂量化疗药物、多种化疗药物联用、化疗药物静脉滴注速度快、接受多个周期化疗)和患者自身因素(女性、有晕动症或孕吐史、50 岁以下、饮酒史、焦虑症、既往有化疗引起恶心呕吐史)。化疗过程中医师会根据情况预防性开立止吐药物静脉滴注,如帕洛诺司琼、地塞米松、沙利度胺、甲氧氯普胺等,但有时仍不能完全抑制恶心、呕吐症状,如症状无好转甚至加重应告知医师调整治疗方案。

患者及家属能做的主要是调整生活方式,也能起到缓解恶心、呕吐的作用,例如饮水以少量多次为宜,少食多餐,选择应以高热量、高蛋白、低脂、富含维生素、易消化的流质或半流质饮食为主,控制食量,避免食用辛辣刺激性食物,不吃冰冷或过热食物等。化疗期间可进行适度的有氧运动(慢跑、散步、快走等)有助于增加食欲,缓解恶心、呕吐等不适症状。运动原则是循序渐进、量力而行。家属应为患者提供精神心理支持,帮助患者正确认识和对待疾病,增强信心。可以通过音乐疗法、肌肉放松等行为训练缓解化疗期间恶心、呕吐。

2. 化疗导致的中性粒细胞减少是指使用骨髓抑制性化疗药物后引发外周血中性粒细胞绝对值的降低,即基于实验室的血常规结果提示中性粒细胞绝对值<$2.0×10^9$/L。中性粒细胞减少是化疗药物最常见的血液学毒性反应,其程度和持续时间与化疗药物的类型、剂量、联合用药以及患者本身因素相关。严重的中性粒细胞减少会增加侵袭性感染的发生风险。中性粒细胞减少患者的感染通常进展迅速,此类患者不能产生强有力的炎性反应,可能仅表现为发热等非特异性表现,但严重者可导致脓毒综合征、感染性休克甚至死亡等并发症,增加住院天数、广谱抗生素应用和治疗费用。主要治疗和预防手段是根据风险评估预防性使用粒细胞集落刺激因子。

所以患者通过生活层面的改变是很难影响粒细胞数值的,生活中能做到的是定期监测血液指标,按期复查;注意室内通风,保持空气新鲜,尽量不去人群聚集的公共场所,外出时应当佩戴口罩;保持口腔卫生及皮肤清洁,避免皮肤破损等增加感染风险事件;对于白细胞水平过低的患者,需要预防性隔离,每日对房间进行空气消毒。

3. 化疗引起的贫血主要是指肿瘤患者在疾病进展和治疗过程中发生的贫血,特征表现为外周血中单位容积内红细胞数减少、血红蛋白浓度降低或红细胞比容降低至正常水平以下。30%~90%肿瘤患者合并贫血,其发生率及严重程度与患者的年龄、肿瘤类型、分期、病程、治疗方案、药物剂量及化疗期间是否发生感染等因素有关。治疗方法主要包括输血治疗、促红细胞生成治疗和补充铁剂等。前两者均为医师的治疗手段,后者则需要患者日常的配合。对于绝对性缺铁患者(铁蛋白≤30 μg/L且转铁蛋白饱和度<20%),须行补铁治疗。口服铁剂包括硫酸亚铁、富马酸亚铁、葡萄

糖酸亚铁、琥珀酸亚铁和乳酸亚铁,其中硫酸亚铁和富马酸亚铁比较常用。口服铁剂的不良反应主要为胃肠道刺激症状和过敏。胃肠道症状与剂量相关,餐后服用可减少胃肠道不良反应。维生素 C 可增强口服铁剂吸收,磷酸盐可影响铁剂吸收。

4.化疗引起的血小板减少症是指抗肿瘤化疗药物对骨髓巨核细胞产生抑制作用,导致外周血中血小板计数低于 $100 \times 10^9/L$。血小板减少导致化疗剂量强度降低、时间推迟甚至治疗终止,从而影响抗肿瘤效果。对患者的长期生存产生不利影响,可增加出血风险、增加医疗费用,严重时可导致死亡。主要治疗措施包括输注血小板和给予促血小板生长因子。

患者如化疗后发现存在血小板减少症,生活上应格外注意。日常活动时动作尽量轻柔,如刷牙时,防止牙龈出血而不易止血;避免进食粗糙、坚硬的食物;避免剧烈运动,避免肢体与硬物碰撞;避免跌倒;尽量避免使腹部压力增加的活动,如手拎重物、咳嗽、下蹲、弯腰搬重物等;大便不畅时不要过度用力排便;另外应注意休息,避免劳累,保持愉快心情。

5.化疗所致脱发是化疗最见的不良反应之一,发生率10%~100%,平均发生率约为65%,但却很少成为患者的主诉。大多数医护人员同样认为脱发是化疗不可避免的不良反应,很少加以重视,但该症状会导致患者生活质量、治疗信心及依从性的下降以及自尊心的丧失。一般在化疗后1~3周开始出现,在随后的周期中逐渐加重,3~6个月后头发再生。

目前头皮冷疗是预防化疗所致脱发最为广泛的方式,已被30多个国家用于预防脱发。有研究分析显示,即使在有头痛、恶心和头皮冷损伤等不良反应的情况下,患者的依从性仍然很高。虽然头皮冷疗对预防化疗所致脱发有明显的效果,但关于冷疗的具体装置、温度和时间尚未统一。国内研究大部分应用的是冰帽,而国外则使用特定的头皮冷疗装置,温度一般设定在 0~15 ℃,时间控制在化疗前 10~30 分钟至治疗后的 0~90 分钟,对于最佳的应用时间和温度尚未有明确结论。

36 如何解读术后组织病理报告?

术后组织病理报告通常包括患者信息、病理图片、肉眼所见、病理诊断和初审及复审医生签名等内容。报告抬头明确标注医院名字和报告类型,接着会列出患者的基本信息,如姓名、性别、年龄、送检医院、送检科室、送检日期、送检医师、报告时间、病理号等。然后是病理图片部分,通常包括大体照片:被切除的病变组织整体照片;显微图片:将肉眼确定为病变的组织取材后,以福尔马林溶液固定和石蜡包埋制成组织切片,经不同的方法染色后用光学显微镜观察和拍照。组织切片最常用的染色方法是苏木精-伊红(HE)染色。接着就会根据使用量尺、磅秤、显微镜等工具,对大体标本的病变性状,包括形状、大小、重量、色泽、质地、界限、表面及切面形态,与周围组织和器官的关系等特点,进行细致的剖检、观察、测量,记录在"肉眼所见"部分。病理科医师通过分析、综合病变特点,可做出疾病的病理学诊断,然后将结果填写在"病理诊断"处。若根据上述观察不能做出诊断或需要进一步研究时,则可辅以组织化学染色、免疫组织化学和其他观察技术。通过应用某些能与组织或细胞的化学成分进行特异性结合的显色试剂,显示病变组织、细胞的特殊化学成分(如蛋白质、酶类、糖类、脂类等),来分析病变的类型。

对于肺结节的术后组织病理报告,肉眼所见通常会描述肺部切除标本大小;结节位置、大小、颜色、质地,其与气管、胸膜的距离等特点。病理诊断如果是良性,如慢性炎症、错构瘤、肉芽肿等病变;如果恶性,还会具体报告癌症亚型,如腺癌、鳞癌、小细胞癌、神经内分泌癌等;目前临床上腺癌占比最高。腺癌还会具体细分为非典型腺瘤样增生(癌前病变)、原位腺癌、微浸润腺癌、浸润性腺癌,这些腺癌亚型的侵袭性从前往后越来越强;以及分化程度报告:如高分化、中分化、低分化,分化程度越高说明肿瘤细胞恶性程度越低,相反分化程度越低恶性程度越高。另外还报告是否有脉管内侵犯、神经侵犯,切缘有无肿瘤细胞等细节。除了以上对肿瘤组织细胞形态的描述,还会常规行基因突变检测,如表皮生长因子受体(EGFR)、血管内皮生长因子(VEGF)和间变淋巴瘤激酶(ALK)等,这些是肺癌常见的可用于靶向治疗的靶点。靶向治疗是指针对肿瘤特有的和依赖的驱动基因异常进行的治疗。携带驱动基因异常的晚期肺癌患者接受靶向治疗的有效率和疾病控制时间远高于传统化疗。

另外,主刀医师往往会根据病变特点决定是否行淋巴结清扫术,所以对于淋巴结的病理通常也同肺结节病理一同报告。那么对于淋巴结,病理科医师主要的关注点是其中是否有肿瘤细胞转移,如果没有就报告阴性,如果有转移,会具体指出来自哪个位置的淋巴结有肿瘤细胞转移,从而得到准确的病理分期,来帮助临床医师决定后续治疗方案。

37 肺结节术后如何复查？

　　复查的目的是为了确保术后的完全康复。在围手术期，大部分肺部手术后的患者均可逐渐恢复，但也有部分患者会出现术后并发症，如切口感染、胸腔感染、胸腔积液、肺炎、肺不张、支气管胸膜瘘等。患者可表现为发热、咳嗽、咳痰、咯血、胸痛、呼吸不畅或呼吸困难等诸多症状。如果当患者术后出现上述症状且长期持续甚至有加重倾向时，就应该及早返院复查。复查项目包括胸部平扫 CT 或增强 CT，根据医师评估决定是否需要支气管镜检查、磁共振以及相关血液学等检查。

　　在肺癌术后定期复查随访过程中，复查还有出于监测肿瘤是否复发的目的。研究统计发现早期非小细胞肺癌患者术后仍有 30%～60% 的患者会出现疾病复发，对于肺癌术后如何复查 NCCN、CSCO 等指南已有明确指导。对于Ⅰ期Ⅱ期和可手术的ⅢA 期肺癌术后患者，术后无症状或症状稳定，建议每 3～6 个月复查 1 次，检查项目包括胸部平扫和（或）增强 CT 及吸烟情况评估、体格检查等。持续 2～3 年，之后复查时间延长至每年1 次。如果有复发证据或影像学异常可增加复查频次或结合其他检查，如PET/CT、脑部 CT 或 MRI、全身骨显像。另外还有血液循环肿瘤细胞监测：血液循环肿瘤细胞是肿瘤发生远处转移的前提条件，相关研究发现血液循环肿瘤细胞检测可用于早期监测肿瘤复发；如果有症状恶化或新发症状应立即返院复查。

　　此外，2021 年第 18 届中国肺癌高峰论坛还强调了肺癌微小残留病灶（minimal residual disease，MRD）在肺癌复查随访中的作用，共识提到早期非小细胞肺癌患者根治性切除术后，MRD 阳性提示复发风险高，需进行密切随访管理，建议每 3～6 个月进行 1 次 MRD 监测。

38 肺结节出院后手术切口多久能长好和拆线？

肺部手术患者切口正常情况下 7~9 天即可愈合,而临床医生往往告知患者及家属 2 周后再拆线。有时伤口 2 周也不一定能愈合。主要需考虑切口大小、患者年龄、体重、合并糖尿病及引流管切口愈合较晚等因素影响。

目前大部分肺部手术为腔镜手术,常为 1~4 个小切口,其中 1 个术后还用于放置引流管,常在出院前 1~3 天拔除。所以该切口在拔除引流管之后才开始愈合,愈合时间也就较其他伤口晚。临床上常有患者发生引流管切口愈合不良的事件,相关研究发现带管出院、拔管后渗液量过高、拔管后渗液时间过长、非计划拔管、血清白蛋白水平过低是拔管后切口愈合不良的高危因素,所以引流管切口应延长拆线时间。还有小部分患者因病情行开放手术,手术切口较大,长者可达 20 cm,创伤较大,所以拆线时间应适当延长。另外还有肥胖患者,因皮下脂肪组织较厚,脂肪组织内血运不丰富,容易出现脂肪液化导致伤口长期不愈甚至感染;糖尿病患者如果长期血糖控制不理想,组织愈合能力差亦容易出现切口愈合不良的现象。此外,术后患者过于剧烈的咳嗽使胸腔压力过大从而冲击伤口,也会使切口愈合变慢,剧烈咳嗽时应注意用手压住切口位置的敷料,从而减轻压力冲击的破坏力。患者术后感觉切口周围有禁锢感、瘙痒、麻木、针刺感是正常的,特别是湿冷天气更为明显,这些感觉至少持续 6~12 周,不适感最长可达 1 年余。

所以具体拆线时间不固定,根据患者伤口情况判断,最好就是术后1~2 周到门诊或社区医院复查换药,确保切口没有感染,愈合顺利,由医师观察后决定是否拆线。

39 肺结节术后较长时间咳嗽是肿瘤复发了吗?

不是。我们知道肺癌确实会引起咳嗽,肿瘤复发也会引起咳嗽,但肺癌术后较长时间的咳嗽几乎不可能是肿瘤复发。因为在手术前后临床医师都会对肺癌患者进行分期评估,并根据情况指导患者进行规律随访,复查 CT 等相关检查,几乎不可能让肿瘤复发严重到已经引起咳嗽症状时才被发现。更普遍的情况还是因为术后并发症如肺部炎症、气道高反应等引起的咳嗽。

咳嗽是机体的一种重要且复杂的防御性反射,术后适度咳嗽有助于促进肺复张、排痰、预防肺部感染,但是术后的持续性咳嗽会增加术后疼痛,影响患者睡眠生活质量,延缓手术切口愈合时间等问题。术后较长时间咳嗽在临床当中并不少见,它还有一个专有名词:肺切除术后持续咳嗽(cough after pulmonary resection,CAP),是肺切除术后的常见并发症之一,相关研究统计其发生率高达 25%～50%。肺部术后长期咳嗽的机制尚不清楚,相关研究发现可能与肺迷走神经 C 纤维、支气管牵拉、支气管内缝线暴露、淋巴结清扫、膈肌抬高、胃食管反流等因素有关。另外术后残肺过度膨胀、同侧膈肌抬高、纵隔向患侧移位,长期的代偿使支气管扭曲、残肺畸形,导致支气管黏膜敏感性增加,也会导致咳嗽。

虽然机制尚未阐明,但对于长期咳嗽已有经验应对方案。首先应行CT、气管镜等检查排除器质性病变,之后可运用服用药物缓解症状、呼吸训练及中医辨证治疗等方法。

40 肺结节术后如何功能锻炼？

肺部术后的功能锻炼有利于患者的早期康复和减少并发症的发生。这里我们就术后住院期间和出院后的功能锻炼分别来讲。

住院期间：目前大部分患者手术采用微创方式手术，创伤相对开放手术小，所以鼓励患者术后第1天即可下床在床边活动。可帮助降低下肢血栓形成的概率，预防坠积性肺炎的发生；还可做上肢屈肘运动、握拳，下肢蹬床、抬腿、深呼吸，但要量力而为，避免牵拉手术切口、拉扯引流管及引流瓶。随着时间延长患者可在病区内散步，但应由家属陪同并注意避免扭转引流管造成堵塞或引流瓶倾倒；在床上宜多坐立，保持半卧位或背部直立，可帮助肺部充分膨胀；另外还要多咳嗽、咳痰促进肺部复张和排出痰液，有条件者也可购买呼吸训练器进行锻炼。

出院后：一般锻炼如自主起床穿衣；每天规律运动，包括活动上肢、散步，但也要量力而为，逐渐增加散步距离，避免剧烈运动和过劳后长期静卧；术后避免抬举重物，防止切口出血甚至撕裂。太极拳动作舒缓，强度不大，可以使人身体舒展，且动作简单，适合患者使用。在家时应继续做深呼吸锻炼，以帮助恢复肺活量。患者可坐在椅子上，背部靠紧椅背，深呼吸最为有效。双手放于胸廓前下方，经鼻深吸气，再经口缓慢呼出，每次深呼吸时，尝试尽最大可能扩张胸廓。4次深呼吸为1组，然后休息。另外患者术侧肩关节可能会僵硬、活动受限，因此每天需做2~3次运动。锻炼方法为双手相握，伸直并抬起上肢，举过头顶，然后放下，重复5次。双手相握，抬高上肢过头并触摸颈后部，然后放下，重复5次。随着时间延长，增加一些适当的有氧锻炼，比如适当的慢跑、爬山、打乒乓球等运动。

41 肺结节术后饮食注意事项有哪些?

术后饮食我们需要分时间和人群来讲,区分时间主要因为术后麻醉恢复期;区分人群主要是对糖尿病、高血压患者人群有特殊饮食要求。

首先,临床上通常对全身麻醉术后患者(非胃肠道手术)要求至少禁食 6 小时,因为考虑到麻醉药物及手术刺激对胃肠道会产生一定抑制作用,早期饮食可能会导致恶心、呕吐,甚至出现误吸、呛咳,引起肺部炎症和呼吸困难;胸外科术后还会常规应用镇痛药物,部分药物可导致胃肠道蠕动减慢,提高回盲瓣及肛门括约肌张力,加之对中枢的抑制作用,使便意和排便反射减弱,因而易引起便秘。不过目前也有部分文献提出术后 2 ~ 4 小时早期进食可促进胃肠道的恢复,前提是评估患者肌张力恢复情况。按照我们临床传统思想,往往告知患者术后第一天可以正常进食(食管术后患者除外)。因为术后第一天与手术间隔时间至少 8 ~ 10 小时以上,建议先选择易消化吸收的碳水化合物类食物,如大米、小麦、小米、高粱等谷类制作的食物,如稀饭、稀菜粥、小米粥等,还有蔬菜类。但要谨记避免食用易导致胃肠胀气的食材如豆制品、土豆、红薯、芋头、南瓜、牛奶、奶粉、奶酪、苹果、萝卜、卷心菜等,食用过多也可引起胃肠胀气,特别是还未排便排气的患者,胃肠胀气又无法排气的情况会严重影响患者恢复情况和精神状态。在麻醉恢复后期,患者胃肠消化功能逐渐恢复后,可添加高品质蛋白类食物,如猪瘦肉、鱼肉、牛羊肉等,但还要注意营养均衡,以碳水化合物为主,优质动物蛋白辅以蔬菜水果,并注意微量元素的补充。

其次,对于不同人群,如糖尿病患者,术后根据血糖监测调节,要严格控制食物种类和糖类摄入量,定时定量摄入。对于高血压患者,要以进食各种水果、蔬菜、谷类食品为主,选择鱼肉、禽类和瘦畜肉,限制高胆固醇和饱和脂肪酸的食物,限制盐类和酒类的摄入。

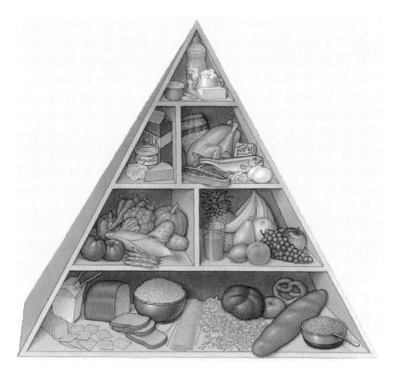

食物指南金字塔

(资料来源:what-when-how.com)

42 肺结节术后又出现结节怎么办?

　　我们在发现这种情况时,首先应寻找自己的主治医师就诊,由医师进行充分评估和安排下一步处理方案。肺结节术后又出现结节的情况在胸外科门诊并不少见,需要根据患者病情进行分析处理。CSCO 指南提到对于完全性切除术后的 Ⅰ～Ⅱ 期非小细胞肺癌,20%～40% 的患者会发生局部或远处复发。术后前 4 年患者的复发风险较高,每年每人复发风险为 6%～7% ,此后每年患者的复发风险会降低至 2% 左右。通过回顾性分析 1506 例完全性切除的非小细胞肺癌患者,发现远处复发的第一个高峰集中在术后 9 月,此外,术后 2 年和 4 年亦分别呈现小高峰;局部复发的高峰在术后 1 年和术后 2 年。而再发第二原发肺癌的风险相对稳定,每人每年的再发风险是 1%～3% 。

　　如果之前切除的肺结节术后病理证实为良性,那么再次出现肺结节的情况也是良性的可能性较大,有可能是术后炎症吸收机化形成的结节、纤维条索亦或是手术缝合的肺组织残端形成的实性结节,但仍然需要对结节大小、性质、位置等特点进行评估。如果考虑良性可能性大,跟之前讲的结节处理方法相同,炎性结节可尝试服用 1 周抗炎药物后复查,或按期规律复查。如果考虑恶性,就进入手术评估阶段,如结节与之前手术切除的肺结节不在同一侧肺,经过术前评估后可安排再次手术;如新发结节与之前切除的结节在同一侧,这种情况目前没有指南明确指明处理方法,由于之前的手术往往造成胸腔粘连,再次手术的难度较大,手术风险也会明显升高,需要高年资医师进行充分评估决定。如考虑手术机会较小,可选择活检对结节进行确诊,根据病理结果决定治疗方案,如射频消融、化疗、放疗、靶向治疗、免疫治疗等手段。

如果之前切除的肺结节术后病理证实为恶性，再次出现结节应格外注意，及时返院复查。主治医师需要重新评估判断结节的良、恶性，如果恶性可能性大，还需增加相关检查，如 PET/CT、MRI 等，来判断结节是否是原先的恶性肺结节转移还是局部复发，或是第二原发肺癌。

43 肺结节不能手术还有哪些治疗手段？

我们在听取医师意见时首先要审题仔细,肺结节是不能手术还是不需要手术。对于"肺结节不能手术"的情况,说明患者病情已经经过临床医师综合评估,考虑恶性可能性大,需要及时干预,但已不符合手术指征。而不是"肺结节不需要手术",后者往往指结节表现为良性可能性大,仅需要定期复查监测即可。

前面我们多次提到肺结节是指直径≤3 cm的肺部病变,所以一般很少因为技术问题无法切除,往往是因为考虑临床分期较晚;或患者身体状况无法承受手术;结节虽小但侵犯了心脏大血管或考虑出现胸膜播散、多发转移性结节、远处转移等而不符合手术指征,遂临床医师考虑无手术机会,建议保守治疗。没有手术机会并不是就被判了死刑。随着近年来肺癌领域研究的快速发展,肺癌诊治能力大大提升,失去手术机会的患者仍有一系列其他治疗手段,如化疗、放疗、靶向治疗、免疫治疗以及多种手段相结合的综合治疗手段等。对于这些治疗手段往往需要先明确结节性质、癌症类型、癌症亚型以及基因突变类型等。那么想要明确这些特点的前提是医师就得取得部分结节组织——活检。目前活检方式很多,可根据病情选择方案,如最常用的穿刺活检术,我们在前面的问题中讲过,就是在CT辅助下对结节进行穿刺,取出部分结节组织由病理科医师进行化验给出诊断;另外还有超声支气管镜活检、纵隔镜、胸腔镜等诸多方法。当我们明确结节性质之后,就可以根据病理亚型决定治疗手段,详细治疗手段如下。

1. 立体定向放射治疗（SBRT） 是一种现代的复杂的高精度的放疗技术。具有如下特点:①图像引导的支持下对每一次放疗进行图像验证,保证每次治疗的精准性;②采用呼吸门控技术对呼吸运动对治疗的影响进行测量和校正;③多个照射野从三维立体方向集中照射,使剂量高度集中在肿瘤而周围正常组织得到保护;④由于每次分割剂量大,分次少,从患者摆位到治疗完成每次治疗时间在 10 ~ 20 分钟,整个治疗可在 1 ~ 2 周内完成。

2. 射频消融(RFA)　是利用频率<30 MHz(通常在 460 ~ 480 kHz)交变高频电流使肿瘤组织内离子发生高速振荡、互相摩擦,将射频能转化为热能,局部温度达到 60 ~ 100 ℃时,肿瘤细胞发生凝固性坏死。RFA 的主要优势是可在局部麻醉下进行。由于空气能起到隔热、散热作用,使靶区周围组织热能迅速下降,能很好地保护正常组织,因此肺结节的患者也可选择 RFA 进行治疗。RFA 主要并发症有气胸、咯血、支气管胸膜瘘等。

3. 微波消融(MWA)　在微波电磁场的作用下,肿瘤组织内的水分子、蛋白质分子等极性分子产生极高速振动,造成分子之间的相互碰撞、相互摩擦,在短时间内产生高达 60 ~ 150 ℃的高温,导致细胞凝固性坏死,从而达到热消融肿瘤的目的。MWA 适应证:①患者因心肺功能差或高龄不能耐受手术切除;②拒绝行手术切除;③其他局部手段治疗复发后的单发病灶(如放疗后);④早期原发性肺癌术后或放疗后肺内孤立转移灶;⑤单肺(各种原因导致一侧肺缺如)。禁忌证:除无法纠正的凝血障碍性疾病以外,MWA 的绝对禁忌证较少,主要有①严重的肺纤维化;②有严重出血倾向和凝血功能严重紊乱者;③肝、肾、心、肺、脑功能严重不全者,严重贫血、脱水及营养代谢严重紊乱。

4. 放射性粒子植入　是将微型放射源(粒子)植入肿瘤内或受肿瘤浸润的组织中,通过放射性粒子源发出持续低能量的 γ 射线,使肿瘤组织遭受最大程度的辐射损伤和破坏,而正常组织不受损伤或仅受轻微损伤,以达到治疗目的。按粒子植入时间可分为永久性植入法和非永久性植入法。目前临床常用的永久性植入治疗的粒子为 Au、I 和 Pd,其中 I 应用最广。

5. 经皮冷冻消融(PCT)　以氩-氦冷冻为代表的消融技术是目前较成熟的冷冻消融治疗技术,其主要作用机制为冷冻对靶组织及细胞的物理杀伤、肿瘤破坏微血管栓塞以及冷冻后的肿瘤组织作为抗原引起的机体免疫反应。其主要原理为通过 Joule—Thomson 效应,高压氩气可使探针尖端的靶组织冷却至–140 ℃,导致靶细胞结冰、细胞膜破裂及细胞内容物释放引起微血管闭塞、组织缺血坏死等;而氦气可使靶组织温度从–140 ℃上升至20～40 ℃,通过这种温度梯度的变化以及多次冻融循环,可提高消融效果,杀灭肿瘤细胞,达到治疗肿瘤的目的。

6.光动力治疗(PDT) 是一种药械联合技术,它是通过病灶局部的选择性光敏化作用来破坏肿瘤和其他病理性增生组织。光敏剂注入患者体内后,其与肿瘤组织具有亲和力,会在肿瘤组织中形成相对较高的蓄积,此时给予适当波长的光照射病变部位,光敏剂吸收光子的能量跃迁到激发态,受激发的光敏剂将能量传递给氧,产生一些氧化活性分子(radical oxygen species,ROS),是靶体损伤的主要杀手,通过自由基和单重态氧两种机制发挥作用,引起肿瘤细胞凋亡或死亡。目前常用于肺癌的光敏剂包括:①第一代光敏剂为血卟啉的衍生物,疗效确切,成分复杂,但该类药物杀伤深度较浅,且在皮肤中的存留时间长达数周,容易引起皮肤光敏反应,需较长的避光时间;②第二代光敏剂大多是卟啉类化合物的衍生物,它们在光动力活性、吸收光谱和对组织的选择性方面均有所改善,与肿瘤细胞亲和力更强,体内存留时间短、清除快,几乎不引起皮肤光敏反应。

44 什么是放疗？

放疗即放射治疗，主要借助高能放射线，如 X 射线和 γ 射线，对肿瘤进行杀伤，主要机制是高能射线可导致电离辐射对肿瘤细胞起到直接或间接损伤作用，电离辐射可直接作用于 DNA，引起 DNA 链断裂；导致蛋白质变性；亦可直接破坏生物膜的分子结构，干扰细胞器的正常功能。辐射与生物体作用时，还能形成大量自由基，这些自由基与生物分子如蛋白质、核酸、酶等作用，使细胞的代谢与结构发生变化，最终导致肿瘤细胞死亡。放射治疗是一种重要的肿瘤局部治疗手段，约 70% 的肿瘤患者因不同的适应证而需接受放疗。肿瘤放射治疗是局部治疗手段，可用于消灭和根治局部原发肿瘤或转移病灶，可以单独治疗肿瘤，也可以协同手术和化疗治疗肿瘤。

放射治疗分为外照射与内照射两种基本照射方式。外照射是指放射源位于体外一定的距离，对体内病灶区进行照射。主要采用有直线加速器、^{60}Co 治疗机等设备进行治疗，是临床最常用的放射治疗方式。射线需经过皮肤和其他正常组织才能到达肿瘤，照射剂量受到皮肤和正常组织耐受剂量的限制。单野照射时肿瘤剂量分布不均匀，但可通过选择不同能量的射线和多野技术使肿瘤得到高且均匀的照射剂量。现代直线加速器多具有可选择射线能量及可调整剂量率的功能，各种功能技术的进步，如三维适形放疗、适形调强放疗、图像引导放疗、立体定向放疗及自适应放疗等，为满足临床的复杂要求提供了合适的选择。内照射也称近距离治疗，是把放射源放置于治疗区附近，或直接置于组织内、天然体腔内进行照射的治疗方法。主要分为：组织间放射性粒子植入或插植照射、腔内照射、表面照射及术中放射。放射源采用的是放射性核素，常用的有 ^{60}Co、^{131}Cs、

^{192}lr、^{125}I。放射源活度一般较小,治疗距离短,为 5 ~ 50 mm。

放疗可分为根治性放疗、辅助性放疗、姑息性放疗。根治性放疗是指经过适当剂量的放疗后,患者的局部肿瘤获得有效控制,是一种以根治肿瘤为目的的放疗方式。主要适用于以下情况:①肿瘤生长在重要器官或邻近重要器官,手术切除将严重影响重要器官的功能或无法彻底切除;②肿瘤对放射线敏感,放疗能有效控制或消灭肿瘤;③部分早期肿瘤患者因合并症等原因不能耐受手术治疗;④一些局部晚期肿瘤因侵犯周围正常组织而难以手术根治,也可采用放射治疗达到根治目的。

辅助性放疗常与手术治疗或(和)化疗联合,被广泛地用于局部非早期或以期达到提高局控率患者的治疗。根据辅助性放疗与手术的关系,可将其分为术前、术中和术后放疗。①术前放疗是在手术前对局部非早期肿瘤进行放射治疗,降低局部肿瘤分期,将难以彻底切除,或无法切除的病灶转化成可手术切除的病灶,提高手术切除率,降低术后的局部复发率,提高正常组织或器官功能的保全率。②术中放疗是用于在手术切除肿瘤后或手术暴露不能切除肿瘤的情况下,于术中对肿瘤、瘤床及其邻近淋巴引流区等采用电子线进行单次大剂量的照射,肿瘤照射剂量高,可保护或避开非照射组织。不仅可以提高局部控制率,放疗不良反应也较轻。③凡手术切缘阳性、不能或能再次手术的患者或术后病理结果提示具有局部复发高危因素的患者需要术后放射治疗。

姑息性放疗是指以解除晚期恶性肿瘤患者痛苦、改善症状及延长其生命为目的的放射治疗。姑息性放疗有以下作用:缓解疼痛;缓解压迫症状;脑转移瘤治疗;促进癌性溃疡病灶愈合;控制转移病灶的发展;止血。

接受放化疗的患者,潜在毒副反应会增大,应当注意对肺、心、食管和脊髓的保护;治疗过程中应当尽可能避免因毒副反应处理不当导致放疗的非计划性中断。

45 哪些患者术后需要放疗,放疗的常见副作用?

　　放疗可用于因身体原因不能手术治疗的早期非小细胞肺癌患者的根治性治疗、可手术患者的术前及术后辅助治疗、局部晚期病灶无法切除患者的局部治疗和晚期不可治愈患者的重要姑息治疗。肺癌对放疗的敏感性,以小细胞肺癌最高,其次为鳞癌和腺癌,故照射剂量以小细胞肺癌最小,腺癌最大。肺癌放疗包括根治性放疗、姑息放疗、辅助放疗和预防性放疗等。根治性放疗适用于因医源性和(或)个人因素不能手术的早期非小细胞肺癌、不可切除的局部晚期非小细胞肺癌和局限期小细胞肺癌;姑息性放疗适用于对晚期肺癌原发灶和转移灶的减症治疗。对于非小细胞肺癌单发脑转移灶手术切除患者可以进行术后全脑放疗,广泛期小细胞肺癌的胸部放疗;辅助放疗适应于术前放疗、术后放疗切缘阳性的患者,外科探查不够的患者或手术切缘近者;对于术后淋巴结阳性的患者,鼓励参加术后放疗的临床研究;预防性放疗适用于全身治疗有效的小细胞肺癌患者全脑放疗。同步放化疗适用范围:不能手术的ⅢA及ⅢB期患者,建议同步放化疗方案为 EP 在方案(足叶乙甙+顺铂)、NP 方案(长春瑞滨+顺铂)和含紫杉类方案。如果患者不能耐受,可以行序贯化放疗。接受放化疗的患者,潜在毒副反应会增大,治疗前应当告知患者。放疗设计和实施时,应当注意对肺、心、食管和脊髓的保护。治疗过程中应当尽可能避免因毒副反应处理不当导致的放疗非计划性中断。

　　对于部分非小细胞肺癌患者,在术后复查时临床医师仍会建议其行放疗,主要见于:术后病理发现切缘阳性患者;侵犯胸壁、主支气管或纵隔患者;$T_3 \sim T_4$ 期肺上沟瘤患者;局部的复发与转移患者;以及同侧纵隔和

(或)隆突下淋巴结有转移的患者。对于术后的小细胞肺癌患者均建议预防性脑放疗,且凡是术后病理发现淋巴结有转移均建议纵隔放疗。

在放射治疗中,射线多需通过肿瘤周围正常组织才可达到肿瘤病灶,因而射线对人体正常组织必然会产生不同程度的影响。正常组织细胞的生长规律不同于肿瘤细胞,其对射线的反应亦不同于肿瘤细胞。放疗过程中,应注意减少和防止白细胞减少、放射性肺炎和放射性食管炎等放疗反应。对全身情况太差,有严重心、肺、肝、肾功能不全者应列为禁忌。

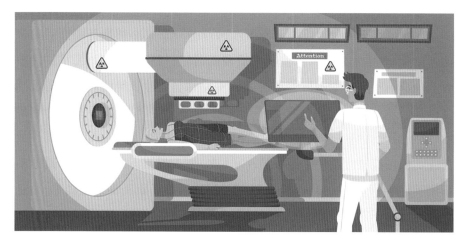

放疗过程的示意图

(资料来源:VectorStock.com)

46 立体定向放疗在肺结节治疗中的应用

如果把放疗比作"开大刀",那立体定向放射治疗(stereotactic radiation therapy,SRT)就是微创手术,三维立体定向放射治疗使放疗进入精准治疗阶段。立体定向放射治疗是指采用立体定向技术,用多个小野从三维空间将放射线聚焦在病灶,实施单次或多次大剂量照射,在肿瘤靶区内形成高剂量,而周围正常组织剂量很小。

目前 NCCN、CSCO 等指南均明确认可立体定向消融放疗(stereotactic ablative radiotherapy,SABR)的有效性,可作为不能接受手术的早期非小细胞肺癌患者的治疗选择之一。特别是对 Ⅰ 期非小细胞肺癌的治疗,获得了优于既往常规放射治疗的疗效,有国内学者对比了可手术的 Ⅰ 期非小细胞肺癌患者采用立体定向消融放疗与肺叶切除方式的总生存率分别为 95% 和 79%,结果表明采用立体定向消融放疗治疗与肺叶切除相比疗效较好。NCCN 指南建议对于 Ⅰ ~ Ⅲ 期非小细胞肺癌患者,如纵隔淋巴结阴性,身体无法耐受手术推荐优先选择立体定向消融放疗,如果淋巴结阳性则推荐常规根治性放化疗。多项前瞻性研究显示,其在高龄、合并其他疾病及无法手术的患者中,立体定向消融放疗均能够有效应用,已经成为无法手术患者的标准治疗方案。

47 什么是基因检测?

　　基因是能够编码蛋白质或 RNA 等具有特定功能产物的、负载遗传信息的基本单位,那么严格意义上说基因检测就包括了对 DNA 和 RNA 的检测。而医师在临床上通常给患者和家属解释的基因检测是对 DNA 序列的检测。

　　DNA 的主要作用是利用 4 种碱基的不同排列荷载遗传信息并通过复制将所有的遗传信息稳定、忠实地遗传给子代细胞。不管我们是不是生物或医学专业,肯定都听说过基因突变。基因突变就是这些碱基出现了问题,可能是碱基多了、少了、顺序乱了,有时这些碱基的错乱不会导致疾病,有时就会引起致死性的疾病。

　　这些基因的突变有时就会促进肿瘤发生和进展,如肺癌中较典型的 EGFR 基因。EGFR 基因可以翻译表皮生长因子受体蛋白,EGFR 酪氨酸激酶结构域的突变能够促进肿瘤生长增殖和转移,那么针对 EGFR 设计的药物酪氨酸激酶抑制剂就可以抑制肿瘤的生长。在未经选择的中国非小细胞肺癌患者中 EGFR 基因的突变率约为 30%。以病理类型而言,腺癌患者的突变率大大高于肺腺癌患者,且亚裔腺癌患者的突变率可高达 50%,其中不吸烟、女性、非黏液性腺癌患者的突变率更高。所以能使用酪氨酸激酶抑制剂机会更多,其疗效有十分显著,因此对肺腺癌患者应当常规进行 EGFR 基因突变检测。检测的过程患者及家属几乎不会接触到,因为该过程通常在肿瘤组织进行,来源主要以手术切除标本、穿刺活检组织等方式获取,有时也可使用血液作为替代选择。

　　除了 EGFR,可用于治疗肺癌的驱动基因还有 ALK、HER2、KRAS、BRAF、PIK3CA、ROS1 等生物标志物的突变,有关研究对 9911 例患者进行检测(腺癌占 76.1%),46% 的肺癌样本中检测到已知靶点变异,其中 KRAS 突变为 27%、EGFR 活化突变为 9.5%、ALK 基因融合为 3.7%、PIK3CA 突变为 2.6%、HER2 突变为 0.9%、BRAF 突变为 1.7%,EGFR 其他突变为 0.8%,其分子分型结果帮助指导了 57% 患者的治疗决策。

48 肺结节术后需要服用靶向药物治疗吗？

　　靶向治疗是以肿瘤细胞的标志性分子为靶点,研制出有效的阻断剂,干预细胞发生癌变的环节,如通过抑制肿瘤细胞增殖、抑制肿瘤细胞转移、诱导肿瘤细胞凋亡及抑制肿瘤血管生成等途径达到治疗肿瘤的目的。如果把化疗比作航空炸弹的狂轰滥炸,那么靶向治疗就是精确制导导弹的消灭行动。

　　目前靶向治疗主要应用于非小细胞肺癌中的腺癌患者,例如以 EGFR 突变阳性为靶点的酪氨酸激酶抑制剂(EGFR-TKI)奥希替尼、厄洛替尼、吉非替尼、阿法替尼。酪氨酸激酶抑制剂可以抑制肿瘤细胞增殖,促进肿瘤细胞凋亡。EGFR-酪氨酸激酶抑制剂对晚期非小细胞肺癌总有效率超过 70% ,远远优于传统化疗。而且 EGFR 过度表达使肿瘤对放疗敏感性下降,应用 EGFR 酪氨酸激酶抑制剂或 EGFR 单克隆抗体可以使肿瘤细胞对放疗的敏感性增强,从而联合放疗形成综合治疗手段。我国肺腺癌患者 EGFR 基因敏感突变阳性率为 40%~50% 。EGFR 突变主要包括 4 种类型:外显子 19 缺失突变、外显子 21 点突变、外显子 18 点突变和外显子 20 插入突变。外显子 19 缺失突变(19DEL)、外显子 21 点突变(21L858R)、18 外显子 G719X、20 外显子 S768I、21 外显子 L861Q 均为靶向药物敏感性突变,而 20 外显子 T790M 突变与第一、二代靶向药物获得性耐药有关。NCCN 指南对分期在 I B 期之后的患者即使在手术后也建议考虑使用靶向药物。我国 CSCO 指南相似,对于 I ~Ⅲ期非小细胞肺癌患者在手术治疗后病理发现淋巴结阳性患者进行 EGFR 检测,指导靶向治疗;Ⅳ期患者如有驱动基因阳性均建议靶向治疗或联合其他治疗手段。

　　大部分患者在 EGFR 靶向药治疗早期对该药具有很好的治疗效果,但通常用药不到一年,易出现耐药的现象,甚至在几年后复发,成为临床应用的新难题。有研究显示部分患者靶向治疗耐药后继续接受靶向治疗仍有短暂获益,但是耐药后缓慢进展的患者应尽快接受后续有效抗肿瘤治疗。EGFR 酪氨酸激酶抑制剂耐药后再活检耐药机制分析显示 T790M 突变为50% 左右,有研究显示奥希替尼等三代药物联合铂类双药化疗治疗耐药后 T790M 阳性非小细胞肺癌患者能显著延长无进展生存时间。此外国产数个三代 EGFR 酪氨酸激酶抑制剂也对耐药后 T790M 突变的患者显示出良好的疗效,如阿美替尼、艾氟替尼等。若耐药后不存在 T790M 突变,化疗目前仍为经典的治疗选择,但不建议继续使用 EGFR 酪氨酸激酶抑制剂。

　　其他驱动基因靶点还有如 ALK 重排阳性为靶点的阿来替尼、克唑替尼、恩沙替尼、艾乐替尼、塞瑞替尼等;ROS1 重排阳性为靶点的克唑替尼,可用于一线治疗或化疗后的维持治疗,对不适合根治性治疗局部晚期和转移的非小细胞肺癌有显著的治疗作用,并可延长患者的生存期。BRAF V600E 突变阳性为靶点首选达拉非尼+曲美替尼,或维罗非尼;NTRK1/2/3 基因融合阳性为靶点的拉罗替尼和恩曲替尼;METex14 跳跃突变阳性为靶点的卡马替尼、克唑替尼;RET 重排阳性为靶点的塞尔帕替尼或普雷西替尼、卡博替尼、凡德他尼。此外,以肿瘤血管生成为靶点的贝伐珠单抗,联合化疗能明显提高晚期非小细胞肺癌的化疗效果并延长肿瘤中位进展时间。

　　对于上述靶向药物使用时机的选择,NCCN 指南建议如发现靶点阳性,首先仍应考虑行根治性局部治疗(包括立体定向放疗和手术),ⅠB 期之后辅以靶向治疗;对于无法手术的患者,在一线全身治疗(化疗、放疗等传统手段)之前靶向治疗应作为一线治疗方案,如在一线全身治疗期间发现靶点阳性,则可先完成计划的全身治疗,或中断治疗后使用靶向药物。

49 服用靶向药物期间出现副作用怎么办?

靶向药物毒副作用较化疗轻,但仍有比较常见的副作用如腹泻、恶心呕吐、皮疹、皮肤瘙痒干燥、口腔炎、肝损伤等。

中国抗癌协会肺癌专业委员会对 EGFR 酪氨酸激酶抑制剂副作用作了明确分析诊断并指导了预防和治疗手段。

对于靶向药物引起的腹泻,在排除其他疾病可能引起的腹泻之后,服用靶向药物治疗期间建议应低脂、低纤维饮食,忌食用咖啡因、酒精、奶制品、脂肪、纤维、橘子汁、葡萄汁以及辛辣食物,少食多餐。不得服用泻药,除非有医嘱。相关处理方案见下表。中医论治方面,多数中医医家认为,EGFR-TKI 相关性腹泻多虚证,治法以温补脾肾为主,兼顾兼证,必要时适当收涩。温补脾肾又有侧重之分,神疲乏力,食欲缺乏,大便时溏时泻,舌淡苔白,脉细弱者,重在温脾。腰膝酸软,畏冷肢寒,大便完谷不化,脉沉细者,重在温肾。泄泻甚者,急则治标,可适当使用诃子、肉豆蔻等收涩药。肿瘤患者常症候复杂,临床上应四诊合参,辨证论治,灵活用药。同时,此类患者应注重饮食调护,忌食生冷和油腻的食物。必要时可结合中医外治法(中药敷脐、中药灌肠),针灸等。

腹泻的分级标准

分级	描述
1	与基线相比,大便次数增加每天<4 次;与基线相比,造瘘口排出物轻度增加
2	与基线相比,大便次数增加每天 4~6 次;与基线相比,造瘘口排出物中度增加;日常生活中工具使用受限
3	与基线相比,大便次数增加每天≥7 次;需要院治疗;与基线相比,造瘘口排出物重度增加;日常生活中自理能力受限
4	危及生命:需要紧急治疗
5	死亡

(资料来源:《EGFR-TKI 不良反应管理专家共识》)

EGFR-TKI 相关性腹泻的处理措施

分级	管理	治疗
1~2 级	(1)密切观察,避免脱水;停用软便剂,每天饮用 1 L 等渗液体 (2)改变饮食(避免摄取乳制品、清淡饮食、少量多餐) (3)第 2 级腹泻持续时间超过 48 h:评估是否有脱水或电解质失衡的状况,并考虑给予输液,每天饮用 1~1.5 L 等渗液体	(1)使用相同剂量的 EGFR-TKI 继续治疗 (2)使用洛哌丁胺(5A)、益生菌和思密达(5B)。洛哌丁胺从 4 mg 开始(2 片),在此之后,每次腹泻后、或每隔 4 小时服用 2 mg(1 片)(最高剂量 16 mg/d),直到排便停止达 12 小时为止 (3)第 2 级腹泻持续时间超过 48 小时将 EGFR-TKI 暂停用药,并继续使用洛哌丁胺(最高剂量 16 mg/天)(5A)、益生菌和思密达(5B)治疗,加用可待因(30 mg,每天 2 次)(5A)直到缓解至第 1 级以下,降低 EGFR-TKI 原剂量,以低剂量重启治疗
3 级以上	(1)让患者住院监测,并采集粪便样本进行显微镜检查 (2)每天饮用 1~1.5 L 等渗液体积给予静脉输液补充至少 24 小时	(1)暂停使用 EGFR-TKI 直到缓解至 1 级及以下,降低 EGFR-TKI 原剂量,以低剂量重启治疗 (2)使用洛哌丁胺(最高剂量 16 mg/天)(5A) (3)益生菌和思密达(5B)继续治疗,加用可待因(30 mg,每天 2 次)(5A);若患者的嗜中性粒细胞增加,则考虑给予预防性抗生素治疗:①严重时,可考虑加用生长抑素;②治疗后腹泻与 14 天内没有缓解至 1 级及以下,应给予最佳支持疗法并将 EGFR-TKI 停用

腹泻物含有大量有害细胞,会导致皮肤损伤、疼痛,可用温水均匀地清洁肛门附近区域,去除有害细胞

(资料来源:《EGFR-TKI 不良反应管理专家共识》)

对于靶向药物引起的肝损伤,在目前已公布的不同 EGFR-TKI 的 Ⅲ 期临床研究中,药物所致肝损伤(DILI)的发生率为 5%~55.3%,≥3 级的发生率为 0.4%~26.3%。EGFR-TKI 相关性 DILI 的临床表现通常无特异性,部分患者可有乏力、食欲减退、厌油、肝区胀痛及上腹不适等消化道症状。淤胆明显者可有全身皮肤黄染、大便颜色变浅和瘙痒等。少数患者可有发热、皮疹、嗜酸性粒细胞增多甚至关节酸痛等过敏表现,还可能伴有其他肝外器官损伤的表现。因此,对于靶向药物治疗过程中出现上述相应非特异性症状的患者,应及时就医复查,由主治医师安排评估和治疗。

EGFR-TKI 相关性肝损伤的处理措施

治疗措施	具体内容
停药	(1)及时停用可疑的肝损伤药物是最为重要的治疗措施
	(2)下述标准是美国 FDA 在药物临床试验中建议的停药标准,临床上可作为停药的参考。因此,出现了列情况之一建议应考虑停用 EGFR-TKI:
	①血清 ALT 或 AST>8×ULN;②ALT 或 AST>5×ULN,持续 2 周;③ALT 或 AST>3×ULN,且 TBil>2×ULN 或 INR>1.5;④ALT 或 AST>3×ULN,伴逐渐加重的疲劳、恶心、呕吐、右上腹疼痛或压痛、发热、皮疹和(或)嗜酸性粒细胞增多(>5%)
药物治疗	(1)重型成人患者可选用 N-乙酰半胱氨酸(N-acetyl-L-cysteine,NAC)(2A),临床越早应用效果越好。成人一般用法:50~150 mg/kg/天,总疗程不低于 3 天
	(2)糖皮质激素应仅限用于超敏或自身免疫征象明显、且停用 EGFR-TKI 后生化指标改善不明显甚或继续恶化的患者(5B)
	(3)异甘草酸镁可用于治疗 ALT 明显升高的急性肝细胞型或混合型肝损伤(1A)
	(4)有经验表明,轻-中度肝细胞损伤型和混合 DILI,炎症较重者可试用双环醇和甘草酸制剂;炎症较轻者可试用水飞蓟素。胆汁淤积型 DILI 可选用熊去氧胆酸(ursodeoxycholic acid,UDCA),有报道腺苷蛋氨酸(S-adenosylmethionine,SAMe)治疗胆汁淤积型 DILI 有效。上述药物的确切疗效有待严格的前瞻性随机对照研究加以证实(5B)

ALT:血清谷丙转氨酶;AST:谷草转氨酶;INR:国际标准化比值;TBil:总胆红素;ULN:上限;DILI:药物性肝损伤

(资料来源:《EGFR-TKI 不良反应管理专家共识》)

EGFR 对皮肤生理有多种作用,包括刺激表皮生长、抑制分化、加速伤口的愈合等。抑制 EGFR 的活性可导致细胞内信号转导通路的级联反应从而引起多种皮肤不良反应,如皮疹/痤疮样皮疹、皮肤干燥、瘙痒和指甲/甲周组织的炎症。靶向治疗导致的皮肤不良反应,不仅影响患者生活质量,还可能导致正常治疗无法继续,严重影响肿瘤的治疗效果,其中又以皮疹/痤疮样皮疹和甲沟炎两类不良反应最为常见。

EGFR-TKI 导致皮肤不良反应的主要临床表现

皮肤不良反应	主要临床表现
痤疮样皮疹	(1)无黑头粉刺
	(2)常自觉瘙痒
	(3)常发生于面、胸、上背,也可累及任何部位
甲沟炎	(1)皮疹初起于甲周皮肤
	(2)肉芽组织的形成
	(3)涂片可见革兰氏阳性菌(gram positive bacteria,G⁺)、革兰氏阴性菌(gram negative bacteria,G⁻)以及白色念珠菌感染

(资料来源:《EGFR-TKI 不良反应管理专家共识》)

痤疮样皮疹和甲沟炎的分级标准

| 分级 | 皮肤不良反应 | |
	痤疮样皮疹	甲沟炎
1 级	丘疹和(或)脓疱覆盖<10% 体表面积(body surface area,BSA),伴或不伴瘙痒和触痛	甲沟肿胀或红斑;甲周皮肤受损
2 级	丘疹和/或脓疱覆盖 10%~30% BSA,伴或不伴有瘙痒和触痛;伴心理影响;日常生活中工具使用受限;丘疹和/或脓疱覆盖>30% BSA,伴或不伴轻度症状	需要手术治疗;需要静脉抗生素治疗;日常生活自理能力受限
4 级	威胁生命;丘疹和/或脓疱累及任意体表范围,伴或不伴有瘙痒或触痛,与广泛超感染有关,需要静脉抗生素治疗	原文中未提及
5 级	死亡	原文中未提及

(资料来源:《EGFR-TKI 不良反应管理专家共识》)

EGFR-TKI 相关性痤疮样皮疹和甲沟炎的预防措施

皮肤不良反应	预防措施
痤疮样皮疹	使用 SPE≥30 的防晒霜、滋润霜;仔细的皮肤护理
甲沟炎	保持手部和足部的皮肤干燥、不要将手和脚浸泡在肥皂水中,经常使用滋润霜;避免指甲受伤;穿鞋前确保脚部干燥;修剪指甲时要小心;戴棉手套;穿宽松、舒适的鞋子保护趾甲;避免皮肤受刺激

SPF:防晒系数。国外对痤疮样皮疹,推荐预防性用药(服用靶向药物起 6 周):口服多西/米诺环素(100 mg,每天 2 次)+外用低效糖皮质激素/克林霉素凝胶(5A)或根据经验外用夫西地酸软膏(5B)

(资料来源:《EGFR-TKI 不良反应管理专家共识》)

EGFR-TKI 相关性痤疮样皮疹的治疗措施

分级	治疗措施
1 级	(1)外用 2.5% 氢化可的松霜剂及抗生素,可选择的抗生素有:1% 克林霉素凝胶(5A),或硫酸新霉素(5A),或 1% 的甲硝唑(5A)或根据经验使用夫西地酸软膏(5B);评估 2 周,如病情无改善则按下一级处理
	(2)如果伴有瘙痒,可酌情使用一代或二代抗过敏药,一代抗过敏药如扑尔敏(5B)、酮替芬(5B)、赛庚啶(5B)等且具有镇静嗜睡作用更适用于有夜间瘙痒的患者
2 级	(1)在 1 级治疗措施的基础上,加用他克莫司软膏(5A),口服多西环素或米诺环素(100 mg,每天 2 次)(5A)
	(2)评估 2 个月,如病情无改善则按下一级处理
4 级	(1)按照说明书调整靶向药物剂量
	(2)必要时需行细菌/真菌/病毒培养;除维持 2 级治疗外,需加用强的松(0.5 mg/kg/天)×5 天(5A);评估 2 个月,如病情无改善,则需停用靶向药物;停药后继续治疗皮疹,必要时可咨询皮肤科医生。当皮疹恢复至≤2 级,可重新使用 EGFR-TKI(减少剂量),治疗同 2 级治疗,必要时口服抗生素和局部使用糖皮质激素
	(3)顽固性瘙痒可酌情使用加巴喷丁或普瑞巴林等药物(5A)
4 级	(1)4 级治疗措施同 3 级
	(2)停月靶向药物

(资料来源:《EGFR-TKI 不良反应管理专家共识》)

EGFR-TKI 相关性甲沟炎的治疗措施

分级	治疗措施
1 级	（1）外用抗生素（克林霉素，夫西地酸，百多邦）及白醋浸泡（5A）（手浸泡含 1∶1 白醋与水的混合液，每天 15 分钟
	（2）评估 2 个月，如病情无改善则按下一级处理
	（3）必要时还需外用强效的糖皮质激素和抗生素/抗真菌药物，如 0.05% 丙酸氯倍他索（5A）、0.3% 戊酸二氟米松（5A）、硫酸新霉素（5A）、酮康唑（5B）、联苯苄唑乳膏（美克）（5B）、特比萘芬乳膏（兰美抒）（5B）等
2 级	（1）除 1 级治疗外，需加用每日外用 1 次碘酊（5A）
	（2）评估 2 个月，如病情无改善则按下一级处理
3 级	（1）按照说明书调整靶向药物剂量；必要时需行细菌/真菌/病毒培养
	（2）口服抗生素（如多西环素 100 mg/天）治疗（5A），必要时拔甲
	（3）评估 2 月，如病情无改善，则需停用靶向药物
	（4）停药后继续治疗甲沟炎，必要时可咨询皮肤科医生
	（5）当甲沟炎恢复至 ≤2 级，可重新使用 EGFR-TKI（减少剂量），治疗同 2 级治疗
	（6）持续使用外用强效的糖皮质激素和抗生素，抗真菌药物，如 0.05% 丙酸氯倍他索（5A）、0.3% 戊酸二氟米松（5A）、硫酸新霉素（5A）、酮康唑（5B）、联苯苄唑乳膏（美克）（5B）、特比萘芬乳膏（兰美抒）（5B）等

（资料来源：《EGFR-TKI 不良反应管理专家共识》）

EGFR-TKI 相关性口腔黏膜炎危险因素及危害

危险因素	危害
口腔卫生差	口腔软垢、牙石堆积、牙齿松动、龋齿、残根、残冠、慢性根尖周炎反复发作
义齿	不良修复体刺伤黏膜
高龄	因唾液流量减少造成黏膜角化层薄，上皮细胞更新能力降低，黏膜愈合延缓
酒精和烟草摄科	长期刺激造成黏膜慢性炎症
吸氧口呼吸	口腔黏膜干燥易受损
服用抗胆碱能、组织胺、类目醇药物	黏膜干噪真菌过度生长
热、酸、粗糙食物	刺激损伤黏膜
营养不良	精制糖增加龋齿；蛋白质/热量摄入不足使愈合延迟；维生素缺乏引起口腔并发症
脱水	口腔黏膜干燥或干裂

（资料来源：《EGFR-TKI 不良反应管理专家共识》）

EGFR-TKI 相关性口腔黏膜炎的分级标准

分级	描述
1 级	无症状或轻微症状,无需治疗
2 级	中度疼痛或溃疡,不影响经口进食,需调整饮食
3 级	严重疼痛,影响经口进食
4 级	危及生命,需紧急治疗
5 级	死亡

(资料来源:《EGFR-TKI 不良反应管理专家共识》)

EGFR-TKI 相关性口腔黏膜炎的治疗措施

分级	治疗措施
1 级	(1)如溃疡疼痛影响进食,可在进食前使用利多卡因溶液、利多卡因凝胶或苯佐卡因糊剂涂布于溃疡处(5B) (2)进食少渣、滑润食物,避免酸、热、辛辣食物(5B) (3)每天进餐后即刻口腔清洁,使用小头软毛牙刷,刺激性小的牙膏。餐后使用4%碳酸氢钠含漱剂或0.12%氯己定含漱剂,每次10 mL,含漱3~5分钟(4A)。之后可使用0.1%曲安奈德口内膏涂布于溃疡处,3 次/天,促进愈合(5B)
2 级	在 1 级治疗的基础上: (1)如口腔黏膜干燥可使用人工唾液、口腔湿润凝胶(5B),保持室内湿度适宜,保证每日水的摄入量 (2)观察口腔是否发生多重(细菌、真菌、病毒)感染 (3)使用低能量激光照射溃疡处 5 天/周,加速溃疡愈台(2A)
3 级	(1)与经治医师沟通是否 EGFR-TKI 药物减量 (2)请临床营养师制定个性化膳食,摄入流食或半流食,防止呛咳 (3)如严重疼痛影响生活质量,可全身给予止痛剂和抗焦虑药物:吗啡、芬太尼、多虑平(2A) (4)口腔真菌感染可口服制霉菌素 50 万 U/片,1 片/次,3 次/天,7 天;或氟康唑 100~200 mg/天,服用 2 周;单纯疱疹病毒感染引起的口角炎可使用阿昔洛韦乳膏 3 次/天,涂布双口角,如口腔黏膜出现大范围病毒感染病损可口服阿昔洛韦 200~800 mg/次,3 次/天,3~5 天,或伐昔洛韦 500 mg/次,2 次/天(5B);如口腔黏膜炎经治疗恢复至≤2 级,与经治医师沟通,可重新使用 EGFR-TKI 药物
4 级	(1)与经治医师沟通停用 EGFR-TKI 药物 (2)被动口腔清洁,护理人员完成口腔基础护理 2~3 次/天 (3)结台病人情况,可使用全身止痛药和抗焦虑药,如吗啡、芬太尼、多虑平等 (4)控制口腔多重感染 (5)警惕因深大溃疡引起口腔黏膜、牙龈渗血并止血 (6)必要时实施肠外营养治疗(5B)

(资料来源:《EGFR-TKI 不良反应管理专家共识》)

50 肺结节术后需要进行免疫治疗吗?

　　肿瘤免疫治疗是利用人体的免疫机制,通过主动或被动的方法来增强抗肿瘤免疫应答和打破肿瘤的免疫耐受,以达到杀伤肿瘤细胞的目的,为肿瘤生物治疗的方法之一。打个比方免疫治疗就像是训练士兵一样训练我们的免疫细胞,让它们去主动攻击肿瘤细胞,或者给它们刀和枪让它们更容易杀死肿瘤细胞。肿瘤免疫治疗根据作用机制分为 3 类:主动免疫治疗、被动免疫治疗和非特异性免疫调节剂治疗。主动免疫治疗如靶向乙型/丙型肝炎病毒的乙/丙肝疫苗和靶向人乳头瘤病毒的宫颈癌疫苗。

　　目前用于肺癌治疗的单克隆抗体类,属于被动免疫治疗范围,如西妥昔单抗、贝伐珠单抗、帕博利珠单抗、卡瑞利珠单抗等。特别是对于无手术机会又无驱动基因突变的Ⅳ期非鳞非小细胞肺癌患者,一线治疗 CSCO 指南除推荐联合化疗以外,还推荐单克隆抗体和化疗联合应用。对于Ⅳ期无驱动基因突变的鳞癌患者,一线治疗方案 CSCO 指南除推荐联合化疗方案外,对于程序性死亡受体 1(PD-L1)和表达阳性(≥50%)还推荐帕博利珠单抗单药治疗,二、三线治疗方案推荐纳武利尤单抗。面向中国人群开展的相关研究发现贝伐珠单抗联合组较单纯化疗治疗晚期非小细胞肺癌患者能明显延长生存期,疾病进展风险下降。

　　PD-1/PD-L1 抑制剂免疫治疗属于非特异性免疫调节剂治疗手段,已成为Ⅳ期无驱动基因突变非小细胞肺癌一线标准。采用针对免疫检查点 PD-L1 的单克隆抗体可抑制 PD-1 与肿瘤细胞表面的 PD-L1 结合,产生一系列抗肿瘤的免疫作用。针对中国人群开展的纳武利尤单抗二线治疗研究显示其较多西他赛显著延长患者生存期,且不良反应相对较少。

NCCN 指南推荐对于 PD-L1 表达阳性（≥50%）首选派姆单抗或与化疗联合治疗，或阿特殊单抗；PD-L1 表达阳性（≥1%~49%）的腺癌、大细胞癌患者首选卡铂或顺铂+培美曲塞+派姆单抗，鳞癌患者首选卡铂+紫杉醇+派姆单抗。

　　肺结节患者术后分期大多为Ⅰ期，是不需要进行免疫治疗的。对于Ⅱ期以上的患者，已有临床研究证实，使用免疫治疗是有生存获益的，具体治疗方案需咨询专科医生。

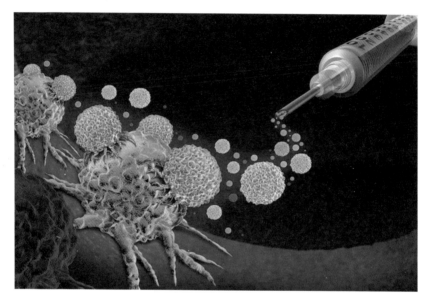

免疫治疗方法模式图

（资料来源：toskegege.com）

参考文献

[1] National Comprehensive Cancer Network. The NCCN Clinical Practice Guide-lines in oncology. Non-Small Cell LungCancer（Version 1. 2021）［EB/OL］. Fort Washington：NCCN，2021［2021-07-29］.

http：//www. nccn. org/professionals/physician_gls/f_guidelines. asp

[2] National Comprehensive Cancer Network. The NCCN Clinical Practice Guide-lines in oncology. Small Cell LungCancer（Version 5. 2021）［EB/OL］. Fort Washington：NCCN，2021［2021-07-29］.

http：//www. nccn. org/professionals/physician_gls/f_guidelines. asp

[3] National Comprehensive Cancer Network. The NCCN Clinical Practice Guide-lines in oncology. Lung Cancer Screening（Version 1. 2021）［EB/OL］. Fort Washington：NCCN，2021［2021-07-29］.

http：//www. nccn. org/professionals/physician_gls/f_guidelines. asp

[4] AU-YONG I T H，HAMILTON W，RAWLINSON J，et al. Pulmonary nodules ［J］. BMJ（Clinical research ed. ），2020，371：m3673.

[5] NANDA H，ROSMALEN J V，HEUVELMANS M A，et al. Lung cancer proba-bility in patients with CT-detected pulmonary nodules：a prespecified analysis of data from the NELSON trial of low-dose CT screening［J］. Lancet Oncol，2014，15（12）：1332.

[6] VAN IERSEL C A，DE KONING H J，DRAISMA G，et al. Risk-based selec-tion from the general population in a screening trial：selection criteria，recruit-ment and power for the Dutch-Belgian randomised lung cancer multi-slice CT screening trial（NELSON）［J］. Int J Cancer，2007，120（4）：868.

[7] YOTSUKURA M，ASAMURA H，MOTOI N，et al. Long-term prognosis of pa-tients with resected adenocarcinoma in situ and minimally invasive adenocar-

cinoma of the lung[J]. J Thorac Oncol,2021,16(8):1312.

[8]ALLISTER M J,BALDWIN D R,AKRAM A R,et al. British Thoracic Society guidelines for the investigation and management of pulmonary nodules[J]. Thorax,2015,70(12):1188.

[9]KIM G R,HUR J,LEE H J,et al. Analysis of tumor markers in cytological fluid obtained from computed tomography-guided needle aspiration biopsies for the diagnosis of ground-glass opacity pulmonary lesions[J]. Cancer Cytopathol,2013,121(4):214.

[10]SEKI N,SAWADA S,NAKATA M,et al. Lung cancer with localized ground-glass attenuation represents early-stage adenocarcinoma in nonsmokers [J]. J Thorac Oncol,2008,3(5):483.

[11]KAUCZOR H,BAIRD A M,BLUM T G,et al. ESR/ERS statement paper on lung cancer screening[J]. Eur Respir J,2020,55(2):1900506.

[12]GOULD M K,DONINGTON J,LYNCH W R,et al. Evaluation of individuals with pulmonary nodules:when is it lung cancer? Diagnosis and management of lung cancer,3rd ed:American College of Chest Physicians evidence-based clinical practice guidelines[J]. Chest,2013,143(5 Suppl):e93S.

[13]YANG W,QIAN F,TENG J,et al. Community-based lung cancer screening with low-dose CT in China:results of the baseline screening[J]. Lung Cancer,2018,117:20.

[14]ZHOU Q,FAN Y,WU N,et al. Demonstration program of population-based lung cancer screening in China:rationale and study design[J]. Thorac Cancer,2014,5(3):197.

[15]BAI C,CHOI CM,CHU CM,et al. Evaluation of Pulmonary Nodules:Clinical Practice Consensus Guidelines for Asia[J]. Chest,2016,150(4):877.

[16]MACMAHON H,NAIDICH DP,GOO JM,et al. Guidelines for management of incidental pulmonary nodules detected on CT images:from the fleischner society 2017[J]. Radiology,2017,284(1):228.

[17]FAN L,WANG Y,ZHOU Y,et al. Lung cancer screening with low-dose CT:baseline screening results in Shanghai[J]. Acad Radiol,2019,26 (10):1283.

[18] SAWABATA N, MAEDA H, TAKEDA S, et al. Persistent cough following pulmonary resection: observational and empiric study of possible causes [J]. Ann Thorac Surg, 2005, 79(1):289.

[19] VANSTEENKISTE J, DE RUYSSCHER D, EBERHARDT W, et al. Early and locally advanced non-small cell lung cancer (NSCLC): ESMO clinical practice guidelines for diagnosis, treatment and follow-up[J]. Ann Oncol, 2013, 24(6):89.

[20] HU C, JIANG J, LI Y, et al. Recurrence risk after preoperative biopsy in patients with resected early-stage non-small cell lung cancer: a retrospective study[J]. Cancer Manag Res, 2018, 10:1927.

[21] HE Y T, YC Z, SHI G F, et al. Risk factors for pulmonary nodules in North China: a prospective cohort study[J]. Lung Cancer, 2018, 120:122.

[22] KOBAYASHI Y, SAKAO Y, DESHPANDE G A, et al. The association between baseline clinical-radiological characteristics and growth of pulmonary nodules with ground-glass opacity[J]. Lung Cancer, 2014, 83(1):61.

[23] WU C, HAO H, LI L, et al. Preliminary investigation of the clinical significance of detecting circulating tumor cells enriched from lung cancer patients[J]. J Thorac Oncol, 2009, 4(1):30.

[24] 中国临床肿瘤学会 CSCO 指南:小细胞肺癌(2021 版)[M]. 北京:人民卫生出版社,2021.

[25] 中国临床肿瘤学会 CSCO 指南:非小细胞肺癌(2020 版)[M]. 北京:人民卫生出版社,2020.

[26] 中国抗癌协会肺癌专业委员会. EGFR-TKI 不良反应管理专家共识[J]. 中国肺癌杂志,2019,22(2):57.

[27] 中华医学会呼吸病学分会肺癌学组,中国肺癌防治联盟专家组. 肺结节诊治中国专家共识(2018 年版)[J]. 中华结核和呼吸杂志,2018,41(10):763.

[28] 中华医学会放射学分会心胸学组. 低剂量螺旋 CT 肺癌筛查专家共识[J]. 中华放射学杂志,2015,49(5):328.

[29] 赵悦,王瑞,陈海泉. 肺部磨玻璃影的诊断与治疗进展[J]. 中国肺癌杂志,2016,19(11):773.

[30]叶欣,王俊,危志刚,等.热消融治疗肺部亚实性结节专家共识(2021年版)[J].中国肺癌杂志,2021,24(5):305.

[31]周清华,范亚光,王颖,等.中国肺部结节分类、诊断与治疗指南(2016年版)[J].中国肺癌杂志,2016,19(12):793.

[32]姜格宁,陈昶,朱余明,等.上海市肺科医院磨玻璃结节早期肺腺癌的诊疗共识(第一版)[J].中国肺癌杂志,2018,21(3):147.

[33]周清华,范亚光,王颖,等.中国肺癌低剂量螺旋CT筛查指南(2018年版)[J].中国肺癌杂志,2018,21(2):67.

[34]中华医学会糖尿病学分会.中国2型糖尿病防治指南(2017年版)[J].中国实用内科杂志,2018,38(4):292.

[35]范丽,于红,刘士远,等.3 cm以下肺恶性局灶性磨玻璃结节与实性结节螺旋CT征象对照[J].中华放射学杂志,2010,44(1):16.

[36]中华医学会麻醉学分会.围术期血糖管理专家共识(快捷版)[J].临床麻醉学杂志,2016,32(1):93.

[37]中国高血压防治指南修订委员会,高血压联盟(中国,中华医学会心血管病学分会中国医师协会高血压专业委员会,等.中国高血压防治指南(2018年修订版)[J].中国心血管杂志,2019,24(1):24.

[38]中国高血压防治指南修订委员会.中国高血压防治指南2010[J].中国医学前沿杂志(电子版),2011,3(5):42.

[39]郑建国,屈婉莹,姚稚明,等.^{18}F-FDG PET/CT在孤立性肺结节和肿块中误诊原因分析[J].中华核医学杂志,2007,27(3):135.

[40]刘春花,巩平,杨杰.肺癌患者外周血中循环肿瘤细胞与D-二聚体纤维蛋白原及血小板的关系[J].中华肿瘤杂志,2016,38(5):368.

[41]王思齐,付泽辉,邱建国.表现为磨玻璃结节的肺腺癌诊断研究进展[J].国际医学放射学杂志,2021,44(1):67.

[42]李剑涛,罗清泉.微创外科时代达芬奇机器人在胸外科的应用经验与思考[J].中华腔镜外科杂志:电子版,2020,13(5):260.

[43]范景丽,翟可可,任婷婷,等.CT引导下穿刺活检对Ⅰ期-Ⅱ期非小细胞肺癌远处转移和生存的影响[J].中国肺癌杂志,2017,20(3):187.

[44]王永洪,宋剑非.达芬奇机器人与胸腔镜辅助治疗肺肿瘤疗效的meta分析[J].癌症,2021,40(5):219.

[45]张宏.围手术期高血压处理[J].中华麻醉学杂志,1998,18(1):59.

[46]王芝馀,陶润仪,冯锦腾,等.多发肺结节的外科治疗进展[J].中华胸部外科电子杂志,2021,8(2):108.

[47]辛五群,陈晓,汤金星,等.肺癌经胸腔镜切除术后继发持续性咳嗽的影响因素分析[J].结核病与肺部健康杂志,2021,2(1):31.

[48]石婕,刘璇,明宗娟,等.细胞因子与肿瘤标志物联合检测对孤立性肺结节良恶性鉴别诊断的价值[J].中国肺癌杂志,2021,24(6):426.

[49]唐心蔚,高天敏,张君国.自噬在非小细胞肺癌EGFR-TKI耐药中作用的研究进展[J].中华肺部疾病杂志:电子版,2021,14(2):250.

[50]慕腾,姜冠潮,李晓,等.胸腔镜肺切除术后持续咳嗽的多因素分析[J].中国微创外科杂志,2017,17(7):577.

[51]胡彬,李强.早期非小细胞肺癌个体化手术策略与术中冰冻病理的指导[J].中国肺癌杂志,2016,19(6):364.

[52]冯晓,李曼,景子涵,等.早期非小细胞肺癌术前经皮穿刺活检对远处转移和生存的影响[J].现代肿瘤医学,2020,28(6):948.

[53]郭凡,孙大强.肺癌合并冠心病行同期外科手术治疗的现状和展望[J].临床外科杂志,2020,28(7):618.

[54]国家卫生计生委合理用药专家委员会,中国药师协会.冠心病合理用药指南(第2版)[J].中国医学前沿杂志:电子版,2018,10(6):1.

[55]中华医学会心血管病学分会介入心脏病学组,中华医学会心血管病学分会动脉粥样硬化与冠心病学组,中国医师协会心血管内科医师分会血栓防治专业委员会,等.稳定性冠心病诊断与治疗指南[J].中华心血管病杂志,2018,46(9):680.

[56]刘鹂,周敏,钟先利,等.胸腹腔引流管切口愈合不良患者影响因素的Logistic分析[J].中华现代护理杂志,2016,22(25):3629.

[57]林斐,邱彩花.恶性肿瘤患者家属对患者知情权的需求调查分析[J].现代中西医结合杂志,2003,12(11):1209.

[58]李秋萍,李红梅.癌症患者术前知情状况及其满意度与抑郁的相关性分析[J].护理学杂志,2006,21(20):4.

[59]中国抗癌协会肿瘤临床化疗专业委员会,中国抗癌协会肿瘤支持治疗专业委员会.肿瘤药物治疗相关恶心呕吐防治中国专家共识(2019

年版)[J].中国医学前沿杂志:电子版,2019,11(11):16.

[60]中国抗癌协会肿瘤临床化疗专业委员会,中国抗癌协会肿瘤支持治疗专业委员会.中国肿瘤化疗相关性血小板减少症专家诊疗共识(2019版)[J].中国肿瘤临床,2019,46(18):923.

[61]中国抗癌协会肿瘤临床化疗专业委员会,中国抗癌协会肿瘤支持治疗专业委员会.中国肿瘤化疗相关贫血诊治专家共识(2019年版)[J].中国肿瘤临床,2019,46(17):869.

[62]中国抗癌协会肿瘤临床化疗专业委员会,中国抗癌协会肿瘤支持治疗专业委员会.肿瘤化疗导致的中性粒细胞减少诊治专家共识(2019年版)[J].中国医学前沿杂志:电子版,2019,11(12):86.

[63]中国临床肿瘤学会指南工作委员会.肿瘤放化疗相关中性粒细胞减少症规范化管理指南[J].中华肿瘤杂志,2017,39(11):868.

[64]肖星婷,王娴,王燕,等.乳腺癌患者化疗所致脱发预防及护理的证据总结[J].中华护理杂志,2021,56(7):1072.

[65]中国非小细胞肺癌患者表皮生长因子受体基因突变检测专家组.中国非小细胞肺癌患者表皮生长因子受体基因突变检测专家共识(2016版)[J].中华病理学杂志,2016,45(4):217.

[66]吕仲虹,杨天恩.三维立体定向放射治疗的理论基础及临床应用前景[J].中华肿瘤杂志,2002,24(5):417.

[67]支修益,石远凯,于金明.中国原发性肺癌诊疗规范(2015年版)[J].中华肿瘤杂志,2015,37(1):67.